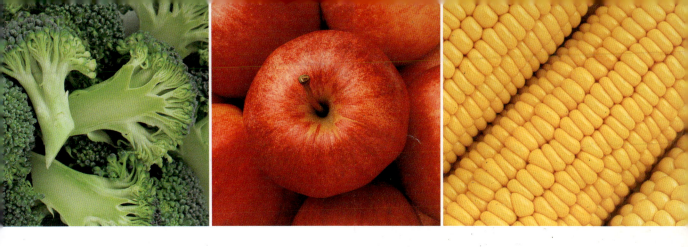

DOUTOR ALIMENTO

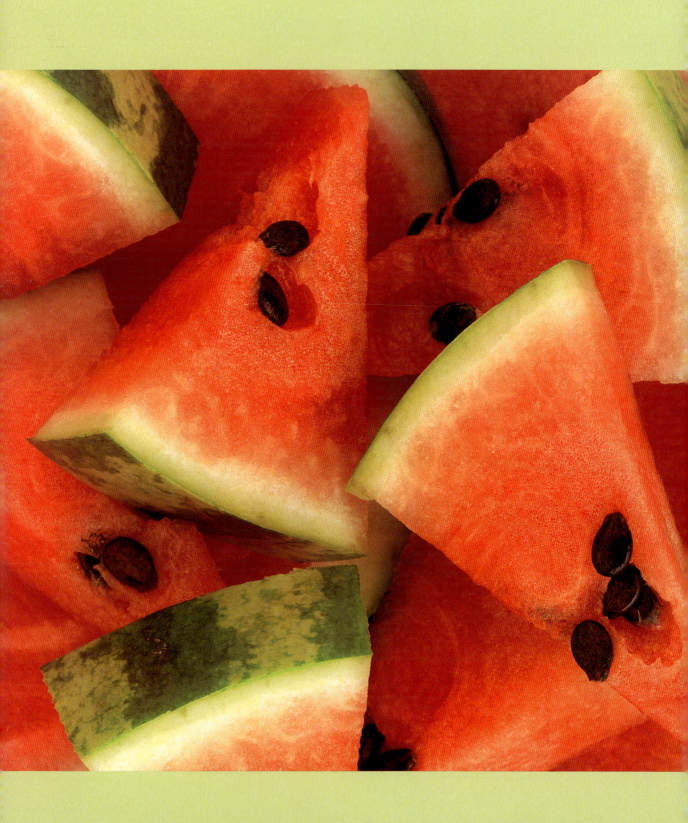

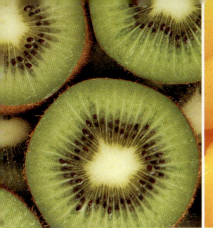
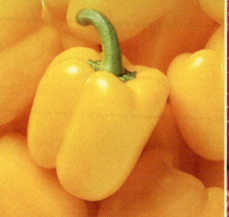
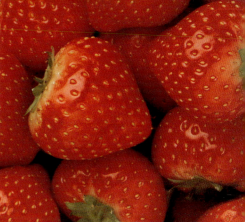

DOUTOR ALIMENTO

Guia prático de nutrição para a família

Ian Marber e Vicki Edgson

Texto adicional de
Susan Perry

Tradução de
Bianca Albert

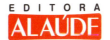

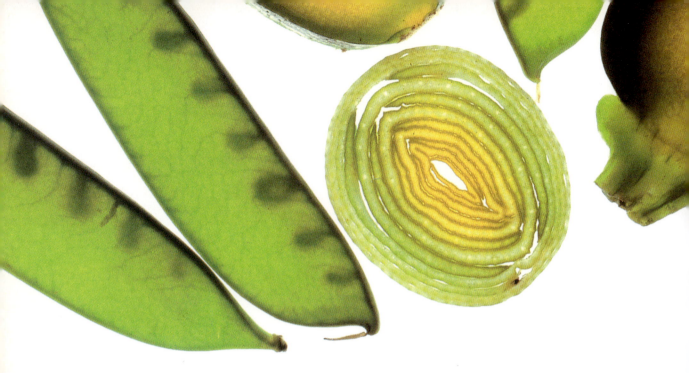

Copyright do texto © Ian Marber, Vicky Edgson 1999, 2004
Copyright © Collins & Brown 1999, 2004
Copyright da tradução © 2012 Alaúde Editorial Ltda.

Publicado pela primeira vez na Grã-Bretanha em 1999
Edição revisada publicada na Grã-Bretanha em 2004 pela Collins & Brown, um selo da Anova Books Ltd, 10 Southcombe Street, Londres, W14 0RA

Título original: *The Food Doctor – Healing foods for mind and body*

Todos os direitos reservados. Nenhuma parte desta edição pode ser utilizada ou reproduzida – em qualquer meio ou forma, seja mecânico ou eletrônico –, nem apropriada ou estocada em sistema de banco de dados sem a expressa autorização da editora.

O texto deste livro foi fixado conforme o acordo ortográfico vigente no Brasil desde 1º de janeiro de 2009.

Preparação e consultoria gastronômica: Graça Couto
Revisão: Márcia Moura, Flávia Yacubian
Impressão e acabamento: EGB – Editora Gráfica Bernardi Ltda.
1ª edição, 2012 (1 reimpressão)

Dedico esta obra a minha família, a meus amigos e a todas as pessoas que me ajudaram a organizá-la.
(Ian Marber)

Agradeço aos meus pais, que me criaram para acreditar que, com dedicação, tudo na vida é possível.
(Vicki Edgson)

NOTA DE ALERTA

As informações apresentadas neste livro não servem como orientação médica. Qualquer pessoa que sofra de alguma doença e precise de acompanhamento médico, ou que apresente sintomas que causem preocupação, deve consultar um médico qualificado.

2014
Alaúde Editorial Ltda.
Rua Hildebrando Thomaz de Carvalho, 60
04012-120, São Paulo, SP
Tel.: (11) 5572-9474
www.alaude.com.br

Dados Internacionais de Catalogação na Publicação (CIP)
(Câmara Brasileira do Livro, SP, Brasil)

Marber, Ian
  Doutor alimento : guia prático de nutrição para a família / Ian Marber e Vicki Edgson ; texto adicional de Susan Perry ; tradução de Bianca Albert . -- São Paulo : Alaúde Editorial, 2012.

  Título original: The food doctor : healing foods for mind and body.
  ISBN 978-85-7881-080-1

  1. Alimentos naturais 2. Culinária (Alimentos naturais) 3. Dietoterapia 4. Natureza - Poder de cura 5. Saúde - Aspectos nutricionais I. Edgson, Vicki. II. Perry, Susan. III. Título.

11-01467   CDD-641.5636

Índices para catálogo sistemático:
1. Receitas : Culinária vegetariana : Economia 641.5636

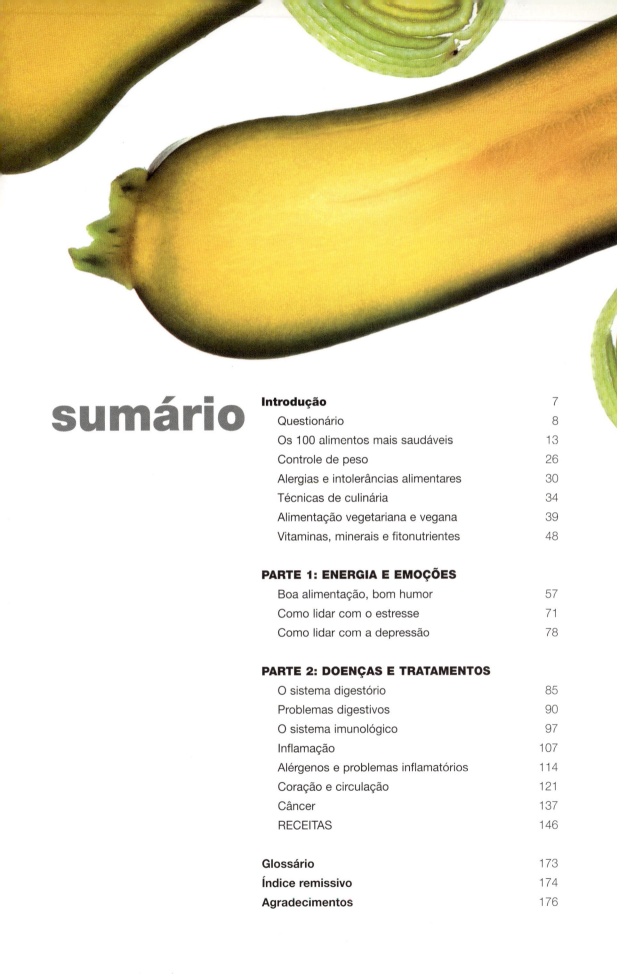

sumário

Introdução	7
Questionário	8
Os 100 alimentos mais saudáveis	13
Controle de peso	26
Alergias e intolerâncias alimentares	30
Técnicas de culinária	34
Alimentação vegetariana e vegana	39
Vitaminas, minerais e fitonutrientes	48

PARTE 1: ENERGIA E EMOÇÕES

Boa alimentação, bom humor	57
Como lidar com o estresse	71
Como lidar com a depressão	78

PARTE 2: DOENÇAS E TRATAMENTOS

O sistema digestório	85
Problemas digestivos	90
O sistema imunológico	97
Inflamação	107
Alérgenos e problemas inflamatórios	114
Coração e circulação	121
Câncer	137
RECEITAS	146

Glossário	173
Índice remissivo	174
Agradecimentos	176

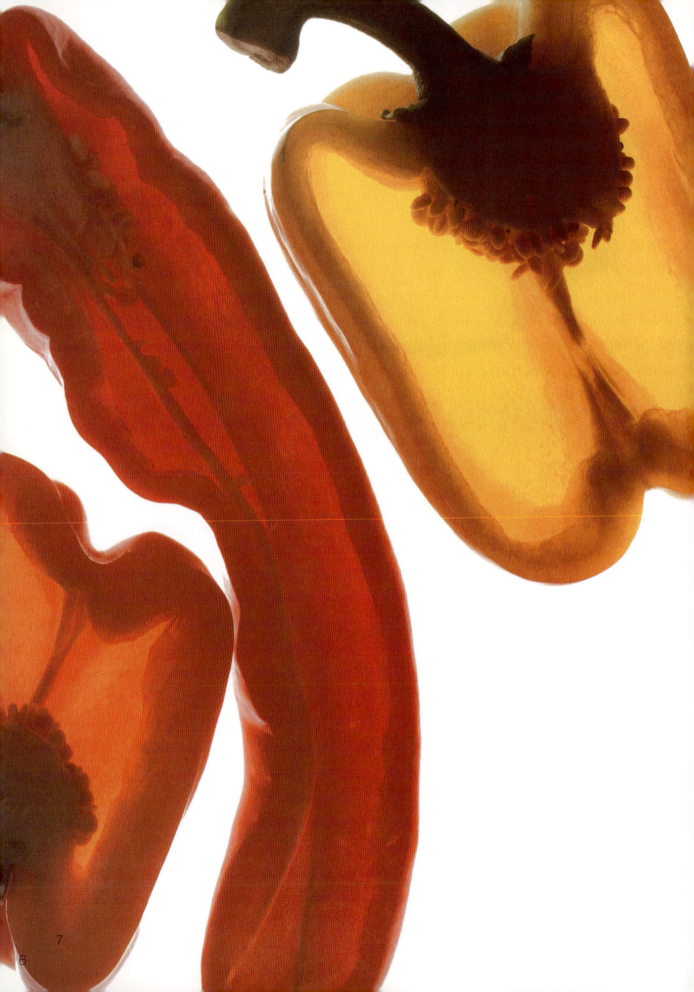

introdução

'Raramente se passa um dia sem que seja publicado mais um artigo sobre dieta e alimentos. O que comemos tornou-se uma obsessão, e muitas pessoas baseiam as refeições unicamente no que elas creem que faz ganhar ou perder peso. Mas a alimentação vai muito além disso.

Mais do que nunca, acreditamos nas propriedades e no valor real dos alimentos. O que comemos influencia como nos sentimos, ajuda a reduzir o risco de doenças e nos proporciona vitalidade e energia. Esta edição nova e revisada de *Doutor Alimento* foi ampliada para conter informações a respeito das enfermidades mais comuns, um guia de nutrientes e um novo capítulo sobre alimentação vegetariana e vegana.

Esperamos que você aprecie esta nova edição, e caso deseje saber mais, nós o convidamos a visitar o site www.thefooddoctor.com.'

IAN MARBER   VICKI EDGSON

Introdução

questionário

Como consultores da área de nutrição, percebemos que muitos pacientes nos procuram com as mesmas queixas, cujas causas muitas vezes não são aparentes de imediato. Para alguns problemas, medicamentos vendidos sem prescrição médica podem ser usados; no entanto, eles não tratam sua verdadeira origem: uma avaliação do estilo de vida do paciente é necessária.

A seguir, relacionamos os vinte problemas de saúde apresentados com mais frequência por nossos pacientes. Se você sofre de algum desses males, responda ao questionário concernente. Se sua resposta for "sim" à maioria das perguntas, mostramos as possíveis causas subjacentes. Por exemplo, sensação de cansaço o tempo todo pode ter relação com pressão no trabalho ou na família, mas se estiver acompanhada de grande necessidade de açúcar ou cafeína, pode ser um sinal de alergia ou infecção fúngica. O denominador comum para muitos sintomas é a saúde e o funcionamento do intestino, que está intimamente ligado com o fígado e o pâncreas. Estimular o sistema digestório ajuda a amenizar os sintomas em um período relativamente curto. Esses problemas podem ser consultados em outros capítulos deste livro, onde são discutidos mais detalhadamente. Lembre-se de que apresentamos aqui "possíveis" causas, o que não substitui a opinião de um médico.

1 FALTA DE ENERGIA/FADIGA

Questionário
- Você se sente cansado o tempo todo?
- É irritadiço e mal-humorado?
- O sono o deixa com sensação de cansaço?
- Sente-se esgotado no meio da tarde?
- Costuma se sentir mal sem razão aparente?
- Consome muito açúcar, chá ou café?

Possíveis causas: permeabilidade intestinal e intolerância alimentar, disbiose intestinal, proliferação fúngica, metais tóxicos, pressão baixa, mau funcionamento da tireoide, dieta restrita e mau controle da glicemia, deficiência de nutrientes.

2 DOR E INFLAMAÇÃO

Questionário
- Você sofre de dor artrítica nas articulações ou nos dedos?
- Apresenta inchaço em alguma articulação?
- Costuma ter dores no pescoço, nos ombros ou nas costas?
- A maioria de suas refeições é rápida ou de conveniência?
- Toma analgésicos sem prescrição médica, como ibuprofeno, diariamente?

Possíveis causas: intolerância alimentar, disbiose intestinal e proliferação fúngicas, deficiência de ácidos graxos essenciais, doença autoimune, distúrbio de tiroide, lesões físicas, desintoxicação hepática debilitada.

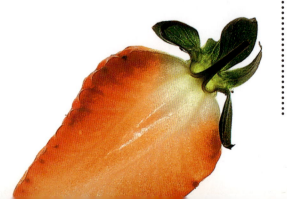

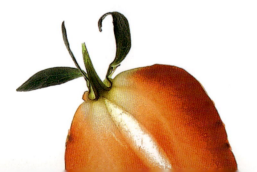

3 INDIGESTÃO

Questionário
- Frequentes dores estomacais após as refeições?
- Tem intestino preso?
- Fezes apresentam alimentos não digeridos?
- Costuma ter surtos de eructação?
- Tem o hábito de mascar chiclete?

Possíveis causas: pouca produção de ácido gástrico, falta de enzimas digestivas, infecções bacterianas e parasitárias, intolerância alimentar, úlcera gástrica ou duodenal, uso frequente de antiácidos, funções hepáticas debilitadas.

4 GASES E DISTENSÃO ABDOMINAL

Questionário
- Você se sente estufado logo após comer?
- Sofre de gases com frequência?
- É comum ter cólicas abdominais?
- Ingere bebidas alcoólicas regularmente?
- Consome doces, pães, massas ou vinhos em grande quantidade?

Possíveis causas: pouca produção de ácido gástrico, falta de enzimas digestivas, infecções bacterianas ou parasitárias, intolerância alimentar, eliminação deficiente, má alimentação.

5 DOR DE CABEÇA E ENXAQUECA

Questionário
- Toma sempre analgésicos para dor de cabeça?
- Come muito chocolate ou laticínios?
- Sente piora durante a menstruação?
- Tem alguma alergia alimentar?
- Possui problemas digestivos?

Possíveis causas: intolerância alimentar, permeabilidade intestinal, metais tóxicos, vasoconstrição provocada por tabagismo, bebidas alcoólicas, glicemia desregulada, lesão ou desvio postural, problemas na visão.

6 TPM

Questionário
- Sua menstruação é desregulada?
- Tem cólicas menstruais?
- Fica irritadiça, intolerante ou ansiosa antes de menstruar?
- Engorda ou retém mais líquidos todos os meses?
- Sente muita necessidade de doces e alimentos com amido antes da menstruação?

Possíveis causas: deficiência de magnésio e vitamina B6, má circulação, distúrbios hormonais, desequilíbrio de hormônios pituitários, estresse.

7 ANSIEDADE E NERVOSISMO

Questionário
- Está sempre esperando pelo pior?
- Tem muitas obturações nos dentes?
- Foi criado em região industrial?
- Tem surtos de vontade de comer açúcar e doces?
- Consome refrigerante e/ou cafeína diariamente?

Possíveis causas: metais tóxicos e poluentes ambientais, desequilíbrios químicos no cérebro, desequilíbrio de aminoácidos, mau funcionamento hepático, intolerância alimentar, infestação fúngica, estresse.

8 DEPRESSÃO

Questionário
- Você come sem regularidade?
- Come para amenizar a tristeza?
- Fuma ou ingere bebidas alcoólicas em excesso?
- Sente-se desmotivado?
- Tem problemas para dormir?

Possíveis causas: glicemia descontrolada, metais tóxicos e poluentes ambientais, desequilíbrio químico no cérebro, infestação bacteriana e fúngica, disbiose intestinal, intolerância alimentar, estresse, histórico familiar, uso de drogas.

Introdução

9 PRESSÃO ALTA OU COLESTEROL ALTO; DOR NO PEITO

Questionário
- Sofre de palpitações?
- Fica sem ar ao subir escada?
- Tem formigamento nas mãos ou nos pés?
- Põe sal nos alimentos ao cozinhá-los e à mesa?
- É fumante?
- As frituras predominam em sua dieta?
- Está mais de 10 quilos acima do peso?

Possíveis causas: falta de exercício, deficiência nutricional, dieta rica em gorduras saturadas e frituras, baixa função da tireoide, fadiga adrenal, tabagismo, consumo excessivo de álcool, sal em excesso, doença cardíaca.

10 DIABETES (TIPO 2)

Questionário
- Come doces em grande quantidade?
- Sofre alterações de humor durante o dia?
- Perde a cabeça com frequência?
- Sente sede o tempo todo?
- Urina muito?
- Está sempre cansado?

Possíveis causas: insuficiência pancreática (baixa produção de insulina), dieta rica em carboidratos, carência de enzimas digestivas, obesidade, falta de exercício, disfunção hepática, fadiga adrenal, deficiência de cromo e vitamina B3.

11 INFERTILIDADE (em homens e mulheres)

Questionário
- Está tentando engravidar há mais de um ano?
- Consome álcool regularmente?
- Leva uma vida estressante?
- Come sempre alimentos processados ou de conveniência?
- Vive em região muito poluída?

Possíveis causas: desequilíbrio hormonal, infecção bacteriana e parasitária, metais tóxicos e poluentes ambientais, deficiência de certos nutrientes (ácidos graxos essenciais, magnésio, zinco, alguns aminoácidos), intolerância alimentar, problemas físicos.

12 ALERGIAS

Questionário
- Você tem rinite alérgica?
- Tem dor de cabeça com frequência?
- Depois de se alimentar, sente palpitações?
- Apresenta irritação na pele?
- É comum sentir-se deprimido?

Possíveis causas: disbiose e permeabilidade intestinal, vacinas, poluição ambiental, disfunção hepática, desequilíbrio de ácidos graxos essenciais, fadiga adrenal, baixa produção de ácido gástrico, falta de enzimas digestivas.

13 PROBLEMAS DE PELE

Questionário
- Tem viajado bastante para o exterior recentemente?
- Sua pele fica irritada com calor ou exposição direta ao sol?
- Tem estado sob muito estresse?
- Consome bebida alcoólica regularmente?
- Costuma ingerir laticínios ou alimentos de conveniência?
- Repete algum alimento todos os dias?

Possíveis causas: intolerância alimentar (especificamente laticínios, trigo e cítricos), desequilíbrio hormonal, infecção parasitária, deficiência de ácidos graxos essenciais e vitamina C, consumo de junk food.

14 ECZEMA E ASMA

Questionário
- Em sua dieta predominam fritura e carne vermelha?
- Consome laticínios diariamente?
- Consome bebida alcoólica regularmente?
- Está tomando algum medicamento?

Possíveis causas: intolerância alimentar (especialmente laticínios, trigo e cítricos), desequilíbrio de ácidos graxos essenciais, alergia a cosméticos, produtos de limpeza e ácaros, alimentação rica em gorduras saturadas.

Questionário

15 HIPERATIVIDADE

Questionário
- Você come muito doce?
- Alimentos processados ou de conveniência são a principal parte de sua alimentação?
- Consome refrigerantes e refrescos com corantes?
- Está sob medicação para hiperatividade?
- Costuma tomar aspirina?

Possíveis causas: intolerância e alergia a alimentos, sensibilidade a aditivos alimentares, sensibilidade a salicilatos (compostos semelhantes à aspirina presentes em certos alimentos), deficiência de ácidos graxos essenciais, poluentes ambientais e metais tóxicos, vacinas.

16 DIARREIA E CONSTIPAÇÃO

Questionário
- Você tem surtos alternados de diarreia e prisão de ventre?
- Dieta é pobre em frutas, verduras e legumes?
- Quase nunca faz exercício?
- Toma algum analgésico sem receita médica?
- Faz uso de laxantes?

Possíveis causas: inflamação e permeabilidade intestinal, dieta pobre em fibras, falta de exercício, infecções bacteriana/parasitária, desvio de postura, tabagismo, grande consumo de bebida alcoólica, disfunção hepática.

17 RESFRIADOS, GRIPES E INFECÇÕES FREQUENTES

Questionário
- Você perdeu recentemente alguém próximo?
- Está se recuperando de alguma cirurgia?
- Sempre está sob estresse?
- Consome laticínios em excesso?
- Sofre de alguma alergia alimentar ou ambiental conhecida?

Possíveis causas: baixa imunidade, fadiga adrenal, intolerância alimentar e permeabilidade intestinal, infecção bacteriana, carência das vitaminas A, C e E, de zinco e selênio.

18 INFECÇÕES FÚNGICAS E CISTITE

Questionário
- Você sofre de problemas digestivos?
- Come frequentemente alimentos de origem animal?
- Sua alimentação contém muito açúcar?
- Costuma ter estomatite aftosa (aftas)?
- Tem urinado com muita frequência?

Possíveis causas: disbiose e permeabilidade intestinal, infecção bacteriana, alimentação ácida.

19 DISTÚRBIOS ALIMENTARES E OBESIDADE

Questionário
- Tem receio de comer?
- Pensa em comida o tempo todo?
- Tem desejo de comer alimentos específicos?
- Tem o hábito de se pesar todos os dias?
- Está mais de 20 quilos acima do peso?
- Esconde dos outros seus hábitos alimentares?

Possíveis causas: disfunção da tireoide, deficiência de aminoácidos, falta de zinco e vitamina B6, deficiência de cromo e vitamina B3, excesso ou falta de exercício, insuficiência pancreática, mau controle da glicemia.

20 PERDA DE CONCENTRAÇÃO/MEMÓRIA

Questionário
- Sua alimentação é irregular?
- Possui muitas obturações dentárias com amálgama?
- Consome bebidas que contêm cafeína regularmente?
- Tem surtos de vontade de comer algum alimento?
- Sofre algum desconforto digestivo?

Possíveis causas: metais tóxicos e poluentes ambientais, infecção bacteriana e parasitária, mau controle glicêmico, deficiência múltipla de nutrientes.

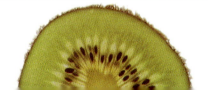

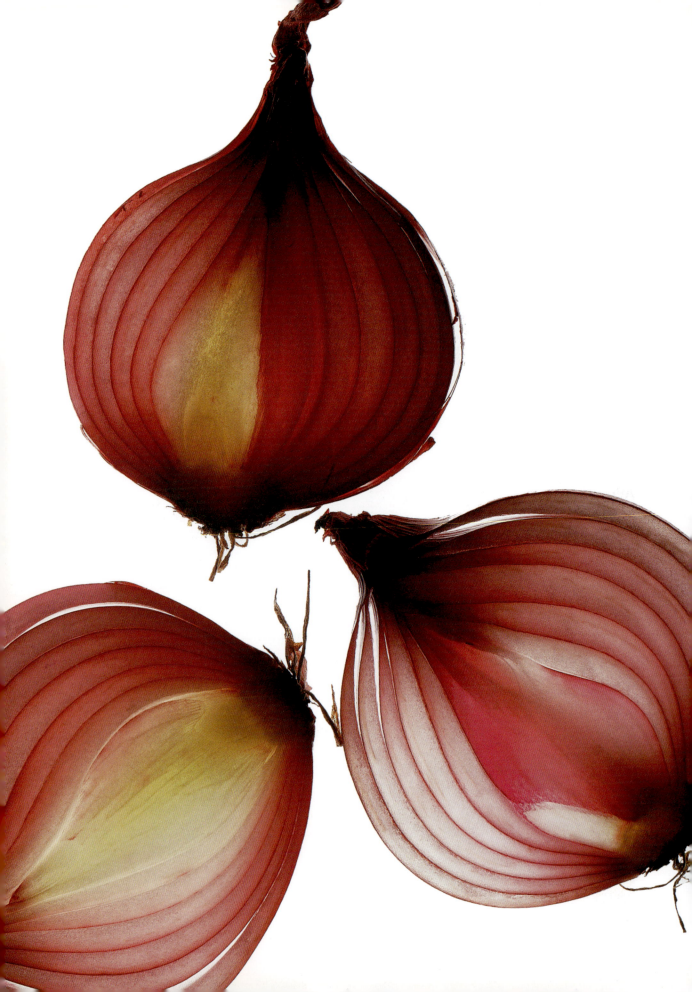

os 100 alimentos mais saudáveis

Qualquer que seja o seu estilo de vida, não é difícil fazer pequenas modificações que tenham efeitos positivos para a sua saúde. Ao aprender mais sobre os benefícios de cada ingrediente básico, em vez de confiar nos alimentos prontos, você se torna capaz de fazer escolhas conscientes na hora das refeições. Frutas e verduras, bem como peixe, frango e outras aves, laticínios, legumes e grãos, têm benefícios nutricionais. A variedade é o segredo de uma dieta balanceada, que garante o máximo de energia, recuperação e imunidade.

Frutas

Alimento	Nutrientes	Benefícios
Abacate	Ferro, cobre, fósforo, potássio, betacaroteno, ácido fólico e vitaminas B_3, B_5 e K. Rico em vitamina E.	Conteúdo ácido-alcalino balanceado. Fácil de digerir, bom para o sangue e para prevenir anemia.
Abacaxi	Cálcio, fósforo, potássio, betacaroteno.	Contém bromelina, forte enzima digestiva que limpa bactérias e parasitas; semelhante ao ácido gástrico. Não é bom para o esmalte dos dentes.
Açaí	Potássio, cálcio, ferro, fósforo, magnésio, vitamina B_1, B_2, C e E.	Protege contra o câncer e outras doenças degenerativas; regula as taxas de colesterol, prevenindo a formação de plaquetas e coágulos, mantendo a saúde das artérias.
Ameixa seca	Cálcio, fósforo, potássio, betacaroteno, ácido fólico.	Laxante, contém ácido oxálico. Bom para o sangue, o cérebro e os nervos. Ajuda a baixar o colesterol.

Introdução

Frutas

Alimento	Nutrientes	Benefícios
Amora	Cálcio, magnésio, potássio, fósforo, betacaroteno, vitamina C.	Tonifica e purifica o sangue. Alivia a diarreia. Antioxidante.
Banana	Potássio, triptofano (um aminoácido), vitamina C, betacaroteno, vitaminas K e B6.	Estimula o sono. Levemente laxante. Antifúngica, antibiótico natural. Contém pectina, que ajuda em úlceras, baixa o colesterol e elimina os metais tóxicos do corpo.
Blueberry/Mirtilo	Vitamina C, betacaroteno.	Laxante, purifica o sangue. Melhora a circulação e a vista. Antioxidante.
Cereja	Cálcio, fósforo, vitamina C.	Antiespasmódica, melhora as dores de cabeça. O suco combate a gota. Antisséptico natural.
Damasco	Cobre, cálcio, magnésio, potássio, ácido fólico, vitamina C, betacaroteno, boro, ferro.	Laxante, forte antioxidante, adoçante natural. Melhora a circulação.
Figo	Cálcio, magnésio, fósforo, potássio, betacaroteno, vitamina C.	Laxante, revigorante, aumenta a vitalidade. Ativa o intestino preguiçoso, elimina toxinas. Uma das fontes vegetais mais ricas em cálcio.
Framboesa	Cálcio, magnésio, fósforo, potássio, vitamina B_3, vitamina C.	Ajuda a expelir o muco, o catarro, as toxinas. Excelente para a saúde reprodutiva feminina. Alivia cólicas menstruais; contudo, o chá das folhas de framboesa não deve ser tomado durante a gravidez.
Soranja	Cálcio, magnésio, potássio, vitamina C.	Contém ácido salicílico, que ajuda contra a artrite. Ótimo para o sistema cardiovascular. Purifica o sangue. Bom para alergias e infecções da garganta e da boca.

Os 100 alimentos mais saudáveis

Frutas

Alimento	Nutrientes	Benefícios
Kiwi	Magnésio, fósforo, potássio, vitamina C.	Remove o excesso de sódio do corpo. Excelente fonte de enzimas digestivas.
Laranja	Cálcio, potássio, betacaroteno, ácido fólico, vitamina C.	Estimulante, tonificante, purificador. Antisséptico interno. Estimula o peristaltismo.
Limão--siciliano/ Limão-taiti	Potássio, vitamina C.	Adstringente, forte antisséptico, excelente para resfriados, tosse e dor de garganta. Dissolve os cálculos biliares. Tem propriedades anticancerígenas.
Maçã	Cálcio, magnésio, fósforo, vitamina C, betacaroteno, pectina.	Adstringente, tonificante. Regula o intestino, reativa as bactérias benéficas ao intestino, reduz o colesterol total. Ajuda a eliminar toxinas.
Mamão/ Papaia	Cálcio, magnésio, potássio, vitamina C, betacaroteno.	Excelente auxiliar da digestão. Antiparasitário e anticancerígeno. Alivia as inflamações intestinais e os gases e desintoxica.
Manga	Rica em betacaroteno, vitamina C.	Benéfica para os rins, combate a acidez e a má digestão. Purifica o sangue.
Melão	Cálcio, magnésio, potássio, fósforo, vitamina C, betacaroteno.	Ótimo purificador e hidratante. Contém bastante água. Deve ser consumido sozinho, para obter máximo benefício.
Morango	Vitaminas A, C, K, betacaroteno, ácido fólico e potássio.	Anticancerígeno, antiviral e antibacteriano.

Introdução

Alimento	Nutrientes	Benefícios
Frutas		
Pera	Cálcio, magnésio, fósforo, potássio, betacaroteno, ácido fólico. Rica em iodo.	Diurética. Rica em iodo, favorece a função da tireoide. Contém pectina, que auxilia o peristaltismo e a eliminação de toxinas.
Pêssego	Cálcio, magnésio, fósforo, vitamina C, potássio, betacaroteno, ácido fólico.	Diurético, laxante, de fácil digestão, alcalino. Limpa os rins e a bexiga.
Tâmara	Cálcio, ferro, betacaroteno, vitamina B_3.	Ótima contra diarreia e disenteria, boa para problemas respiratórios.
Legumes e verduras		
Tomate	Cálcio, magnésio, fósforo, betacaroteno, ácido fólico, vitamina C.	Contém mais de 90 por cento de água. Antisséptico e alcalino. Cru, reduz inflamação do fígado. Ingerido em grandes quantidades pode interferir na absorção de cálcio.
Abóbora	Cálcio, magnésio, fósforo, potássio, betacaroteno, vitamina C.	Altamente alcalina, ameniza a acidose do fígado e do sangue. O consumo de suas sementes faz expelir vermes, como nematelmintos e solitárias.
Agrião	Cálcio, magnésio, fósforo, potássio, vitamina C, betacaroteno.	Diurético, quebra as pedras dos rins ou da vesícula. Um dos melhores alimentos para purificar o sangue e liberar muco. Rico em iodo. Estimula a tireoide.
Aipo/Salsão	Betacaroteno, ácido fólico, vitamina B_3, sódio.	Contém cumarina, que tem boas propriedades anticancerígenas. Reduz a pressão sanguínea, ajuda em casos de enxaqueca. Auxilia a digestão. Previne fermentação. Ajuda as articulações artríticas e evita depósitos de cálcio.
Alcachofra	Cálcio, magnésio, fósforo, potássio, sódio, ácido fólico, betacaroteno, vitaminas B_3, C e K.	Diurética e digestiva. Contém inulina, que estimula as bactérias do intestino. Ajuda e purifica o fígado, melhora o fluxo da bile, reduz o colesterol.

Os 100 alimentos mais saudáveis

Legumes e verduras

Alimento	Nutrientes	Benefícios
Alface	Betacaroteno, magnésio, potássio, ácido fólico.	Antiespasmódica, contém silício, que auxilia os ossos, as articulações, artérias e os tecidos conjuntivos.
Alga/Vegetais do mar	Cálcio, ferro, potássio. Os vegetais do mar são algas marinhas como kelp e carragena.	Maiores fontes desses minerais e excelentes para os sistemas nervoso e cardiovascular. Limpam o corpo das toxinas e ajudam na digestão. Alimento perfeito para os vegetarianos.
Alho-poró	Potássio, vitamina K, cálcio, ácido fólico, vitamina A.	Purificante e diurético. Elimina o ácido úrico em caso de gota.
Aspargo	Fósforo, potássio, ácido fólico, betacaroteno, vitaminas C e K.	Contém asparagina, que estimula os rins. Laxante leve e antibacteriano. Atenção: contém purina – se sofrer de gota, evite.
Azeitona	Cálcio, ferro, betacaroteno.	Fácil de digerir. Faz bem para o fígado e a vesícula biliar, aumentando a secreção de bile. Estimula o peristaltismo.
Batata	Potássio, vitamina B$_3$, ácido fólico, vitamina C.	O suco de batata é muito purificante, favorece o fígado e os músculos e fornece energia.
Batata-doce	Cálcio, magnésio, potássio, ácido fólico, vitaminas C e E, fósforo, betacaroteno.	De fácil digestão e altamente nutritiva. Ótima para inflamações do trato digestório, úlceras e má circulação. Desintoxicante – liga-se aos metais pesados e os remove do organismo.
Berinjela	Cálcio, fósforo, betacaroteno, ácido fólico.	Limpa o sangue, previne AVCs e hemorragias e protege as artérias afetadas pelo colesterol.

Introdução

Legumes e verduras

Alimento	Nutrientes	Benefício
Beterraba	Cálcio, magnésio, ferro, fósforo, potássio, manganês, ácido fólico, vitamina C.	Ótimo purificador intestinal. Bom construtor do sangue, desintoxica o fígado e a vesícula biliar.
Brócolis	Cálcio, magnésio, vitaminas B_3 e B_5, betacaroteno, fósforo. Rico em vitamina C, ácido fólico.	Anticancerígeno, antioxidante, purificador intestinal, excelente fonte de fibras, antibiótico, antiviral (do enxofre) e estimula o fígado. Um alimento perfeito.
Cebola	Cálcio, magnésio, fósforo, potássio, betacaroteno, ácido fólico, quercetina.	Antisséptica, antiespasmódica, tem função antibiótica. Reduz os espasmos da asma. Grande capacidade de desintoxicação – elimina metais pesados e parasitas.
Cenoura	Cálcio, magnésio, potássio, fósforo, betacaroteno.	Maravilhoso desintoxicante, excelente alimento para o fígado e o trato digestório. Auxilia no funcionamento dos rins e mata bactérias e vírus.
Cogumelo/ Champignon	Cálcio, ferro, magnésio, vitaminas B_3 e B_5, ácido fólico, zinco.	Afina o sangue, baixa o colesterol. Ajuda as funções imunológicas. O shiitake tem forte componente anticancerígeno.
Couve-de-bruxelas	Cálcio, magnésio, ferro, fósforo, potássio, betacaroteno, vitaminas B_3, B6, C, E, ácido fólico.	Antioxidante, anticancerígena, antibacteriana e antiviral. Contém indóis, que protegem contra o câncer de mama e de cólon (como os brócolis).
Couve-flor	Cálcio, magnésio, ácido fólico, potássio, boro, betacaroteno, vitamina C.	Ajuda a purificar o sangue. Boa para sangramento de gengiva, distúrbios renais e da bexiga, pressão alta e constipação. Anticancerígena e antioxidante.
Erva-doce/ Funcho	Cálcio, magnésio, fósforo, sódio, ácido fólico, vitamina C, potássio. Rica em fitoestrogênios.	Antiespasmódica, alivia cólicas intestinais e dor de estômago. Faz muito bem durante a menopausa. Digere bem as gorduras e é muito útil no controle de peso e da obesidade.

Os 100 alimentos mais saudáveis

Legumes e verduras

Alimento	Nutrientes	Benefícios
Ervilha	Cálcio, magnésio, fósforo, vitaminas B, ácido fólico, potássio, zinco, ferro.	Boa fonte de proteína vegetal. Tonifica o estômago e auxilia no funcionamento do fígado.
Espinafre	Betacaroteno, ácido fólico, potássio, ferro, vitaminas B6 e C, cálcio, magnésio.	Anticancerígeno. Regula a pressão sanguínea. Ativa o sistema imunológico. Faz bem para os ossos.
Espirulina	Fósforo, potássio, sódio, vitamina B_3, ácido gama-linoleico, betacaroteno. A espirulina é uma alga rica em nutrientes. Disponível como pó seco, pode ser adicionada a sopas e sucos de verduras.	Fácil de digerir, é uma proteína perfeita. Favorece a regeneração celular, reverte o envelhecimento, protege os rins dos subprodutos de medicamentos. Combate tumores. É antifúngica e antibacteriana.
Inhame	Cálcio, magnésio, fósforo, vitamina C, potássio, ácido fólico.	Antiartrítico, antiespasmódico, diurético e tonificante. Liga-se a metais pesados para auxiliar a desintoxicação. Ótimo para síndrome do intestino irritável, TPM e menopausa. Regula o estrogênio.
Mandioca	Cálcio, ferro, fósforo, vitaminas A e C.	Previne doenças respiratórias, cegueira noturna, manchas de velhice, acne e outros problemas de pele.
Mandioquinha	Potássio, fósforo, ferro, cálcio e vitaminas do complexo B.	Evita problemas de pele, do aparelho digestivo e do sistema nervoso. Auxilia na formação dos ossos e dos dentes.
Nabo	Cálcio, magnésio, fósforo, potássio, ácido fólico, vitamina C.	Consumido cru, ajuda a digestão e limpa os dentes. Alcalino, purifica o corpo. Pode provocar gases em quem não tem boa digestão. Ajuda a limpar as toxinas do sangue.
Palmito	Betacaroteno, vitamina E.	Antibacteriano, excelente para a pele e para a saúde hormonal. Deve ser consumido cru (geralmente encontrado em vidros), e não cozido, pois cozinhá-lo pode liberar toxinas.

Introdução

Alimento	Nutrientes	Benefícios
Pepino	Potássio, betacaroteno.	Diurético e laxante. Dissolve o ácido úrico, causador de pedras nos rins e na vesícula. Auxilia a digestão. Regula a pressão sanguínea.
Pimentão	Potássio, betacaroteno, ácido fólico, vitaminas B e C.	Antibacteriano e estimulante. Normaliza a pressão sanguínea, melhora o sistema circulatório, aumenta a secreção de saliva e ácido gástrico, ajuda o peristaltismo.
Quiabo	Cálcio, magnésio, fósforo, ácido fólico, vitamina B$_3$, potássio, betacaroteno.	Calmante para o trato intestinal. Bom para síndrome do intestino irritável, distensão abdominal e gases.
Rabanete	Cálcio, magnésio, potássio, fósforo, betacaroteno, ácido fólico, vitamina C.	Expectorante, dissolve o excesso de muco e catarro. Limpa os seios da face e inflamações da garganta. Estimula a produção de sucos digestivos, sobretudo quando consumido com amido.
Repolho	Cálcio, magnésio, potássio, fósforo, betacaroteno, ácido fólico, vitaminas C, E, K, iodo.	Consumido cru, desintoxica o estômago e a parte superior do intestino; melhora a digestão. Estimula o sistema imunológico, mata bactérias e vírus. Anticancerígeno e antioxidante.
Alcaçuz	Magnésio, ferro, fósforo, cálcio, manganês, vitaminas B$_3$ e C.	Bom para as funções adrenais. Diurético e laxante. Limpa a boca e os dentes. Suspeita-se que seja capaz de agir contra vírus, como de herpes e HIV. Ajuda na digestão e auxilia o fígado.
Alho	Cálcio, fósforo, potássio, vitamina C.	Antibacteriano, antisséptico, antiviral e descongestionante. Reduz o colesterol. Antibiótico natural. Alimento perfeito.
Gengibre	Cálcio, magnésio, fósforo, potássio.	Antiespasmódico, previne enjoos e melhora a circulação. Bom para cólicas menstruais. Excelente para a convalescença.

Legumes e verduras (Pepino, Pimentão, Quiabo, Rabanete, Repolho)

Ervas e temperos (Alcaçuz, Alho, Gengibre)

Os 100 alimentos mais saudáveis

Alimento	Nutrientes	Benefícios
Melaço	Cálcio, magnésio, fósforo, potássio, manganês, vitaminas B.	Contém mais cálcio que o leite. Use com moderação.
Pimenta em grão	Cálcio, magnésio, potássio, manganês, fósforo.	Estimula a digestão. Antioxidante e antibacteriana.
Salsa	Vitamina C, ferro, cálcio, sódio.	Purificante, tonificante, refresca o hálito. Alcalina. Limpa o sangue, reduz coagulantes nas veias. Elimina pedras nos rins.
Urtiga	Potássio, ferro, vitamina C, betacaroteno.	Diurética, anti-inflamatória e desintoxicante. Seu chá é bom para a gota e a artrite.
Arroz integral	Cálcio, ferro, magnésio, fósforo, potássio, zinco, manganês, vitaminas B$_3$, B$_5$ e B6, ácido fólico.	Acalma o sistema nervoso e ameniza a depressão. Alimento energético. A água desse arroz ajuda em cólicas infantis e alivia a diarreia.
Arroz selvagem	Iodo, selênio, vitamina E, triptofano (um aminoácido), potássio.	Excelente fonte vegetal de proteína.
Aveia	Cálcio, magnésio, ferro, fósforo, manganês, vitamina B$_5$, ácido fólico, silício.	Sua grande concentração de fibras gera um leve efeito laxante. Estimula as funções digestivas. Tem propriedades antioxidantes. Ótima para os ossos e tecidos conjuntivos.
Centeio	Cálcio, ferro, magnésio, fósforo, potássio, zinco, manganês, vitamina E.	Alimento energético. Limpa e regenera as artérias, faz bem para o fígado e restabelece o sistema digestório.

Ervas e temperos

Grãos integrais

Introdução

	Alimento	Nutrientes	Benefícios
Grãos integrais	Cevada	Potássio, magnésio, fósforo, cálcio, zinco, manganês, vitaminas B, ácido fólico.	Acalma o trato digestório e o fígado, cura úlceras estomacais e reduz o colesterol.
	Milho	Ferro, magnésio, potássio, zinco, vitamina B_3.	Excelente alimento para o cérebro e o sistema nervoso. Bom para eczema. Anticancerígeno. Rico em gorduras essenciais.
	Painço	Magnésio, potássio, fósforo, vitamina B_3.	Não contém glúten; é fácil de digerir. Altamente alcalino. Rico em fibras. Pouco alergênico.
	Quinoa	Cálcio, ferro, magnésio, fósforo, potássio, vitamina B_3.	De fácil digestão. Não contém glúten. Um de seus componentes, a lisina, é forte agente antiviral. Contém mais cálcio que o leite. Estimula a produção de leite durante a amamentação. Proteína vegetal perfeita.
	Trigo	Cálcio, ferro, magnésio, fósforo, potássio, zinco, manganês, vitaminas B_3, B_5 e B_6, ácido fólico.	O trigo integral orgânico (não branqueado, sem lavagem química, com o gérmen e o farelo intactos) estimula o fígado e elimina toxinas.
	Trigo-sarraceno	Fósforo, betacaroteno, vitamina C, cálcio, magnésio, fósforo, potássio, zinco, manganês, ácido fólico, aminoácidos essenciais. Excelente proteína vegetal.	Fortalece os capilares e desintoxica. Contém todos os oito aminoácidos essenciais, o que o torna uma proteína vegetal perfeita.
Leguminosas	Feijão-mungo	Cálcio, magnésio, ferro, fósforo, potássio, zinco, vitaminas B_3 e B_5, ácido fólico.	Ótimo purificador para o coração e o sangue, excelente para desintoxicar.
	Feijão-roxo	Cálcio, magnésio, fósforo, potássio, ácido fólico, proteína.	Rico em fibras, limpa o trato digestório. Aumenta a quantidade de bactérias benéficas e remove o excesso de colesterol.

Os 100 alimentos mais saudáveis

Alimento	Nutrientes	Benefícios
Grão-de-bico	Cálcio, magnésio, fósforo, potássio, zinco, manganês, betacaroteno. Rico em ácido fólico.	Auxilia no funcionamento dos rins. Purificador digestivo. Ótima fonte de proteína vegetal.
Lentilha	Cálcio, magnésio, fósforo. Rica fonte de potássio, zinco, ácido fólico.	Boa fonte de minerais para praticamente todos os órgãos do corpo. Neutraliza os ácidos produzidos nos músculos.
Soja	Cálcio, ferro, fósforo, betacaroteno, aminoácidos, vitaminas B_3 e C, ácidos graxos essenciais ômega-3, proteína.	Perfeita proteína vegetal. Forte fitoestrogênio capaz de auxiliar na prevenção do câncer de mama e ovário. Excelente fonte de lecitina, que ajuda a baixar o colesterol. Boa alternativa para os derivados do leite de vaca.
Tofu	Ferro, aminoácidos, potássio, cálcio, magnésio, vitaminas A e K.	Perfeita fonte vegetal de proteína. Equilibra os hormônios, é anticancerígeno e reduz o colesterol.
Alfafa	Cálcio, magnésio, potássio, manganês, sódio.	Estimulante, reduz inflamações, desintoxica, estimula a atividade sexual. Alimento perfeito – mas contraindicado em casos de lúpus e outras doenças autoimunes.
Amêndoa	Cálcio, magnésio, fósforo, potássio, zinco, ácido fólico, vitaminas B_2, B_3 e E.	Bastante alcalina, é boa fonte de proteína, contém laetrila (anticancerígeno). Bom alimento para quem está abaixo do peso.
Castanha de caju	Cálcio, magnésio, ferro, zinco, ácido fólico.	Aumenta a vitalidade, faz bem para os dentes e para as gengivas.
Coco	Magnésio, potássio, fósforo, zinco, acido fólico.	Regula o funcionamento da tireoide.

Leguminosas

Oleaginosas

23

Introdução

	Alimento	Nutrientes	Benefícios
Oleaginosas	Linhaça	Ácidos graxos essenciais ômega-3 e ômega-6, potássio, magnésio, cálcio, fósforo, ferro, vitaminas B_3 e E.	Alivia a constipação e os gases, ajuda a eliminar resíduos tóxicos dos intestinos. Boa para asma. Reforça o sangue. Anti-inflamatória e anticancerígena. Alimento perfeito.
	Nozes	Cálcio, ferro, magnésio, fósforo, zinco, potássio, ácido fólico, vitaminas C e E.	Fortalece os rins e os pulmões, lubrifica o sistema digestório e melhora o metabolismo.
	Pinoli	Magnésio, potássio, zinco, vitaminas B.	Rico em proteínas e gorduras essenciais. Bom substituto alimentício para vegetarianos.
	Sementes de abóbora	Cálcio, ferro, magnésio, zinco, vitaminas B, fósforo, potássio, ácidos graxos essenciais ômega-6 e ômega-9.	Excelente para a próstata. Elimina parasitas intestinais. Seu óleo é rico em ômega-6 e ômega-9 (evite aquecê-lo, para não perder as propriedades).
	Sementes de gergelim	Cálcio, ferro, magnésio, zinco, vitamina E, ácido fólico, fósforo, potássio, cobre, selênio, ácidos graxos essenciais ômega-3 e ômega-6.	Fortalecem o coração e o sistema cardiovascular, e beneficiam o sistema nervoso. Contêm ligninas, que são antioxidantes. Inibem a absorção do colesterol pela alimentação.
	Sementes de girassol	Vitaminas A, B, D, E e K, cálcio, ferro, potássio, fósforo, zinco, manganês, magnésio, ácidos graxos essenciais ômega-3 e ômega-6.	Mais nutritivas que a maioria das carnes, ovos e queijos. Contêm pectina, que elimina as toxinas e os metais pesados. Fortalecem a visão e a sensibilidade à luz. Alimento perfeito.
	Sementes de Psyllium	Cálcio, magnésio, fósforo, potássio, zinco.	Laxante e purificador intestinal, amenizam a autotoxemia provocada por constipação e infecção bacteriana e fúngica.
Origem animal	Ovo	Cálcio, ferro, manganês, zinco, vitaminas B. Proteína de primeira ordem.	Bom para problemas nos ossos e nas articulações, ativa o sistema imunológico e fornece energia.

Os 100 alimentos mais saudáveis

Alimento	Nutrientes	Benefícios
Iogurte	Cálcio, vitamina D.	Bom para o trato intestinal, por regenerar as bactérias boas. Calmante e refrescante. Consuma apenas iogurte orgânico vivo, que contém bactérias acidófilas.
Atum	Selênio, ácidos graxos essenciais ômega-3, vitaminas B_{12} e B_3.	Favorece a pele e os sistemas hormonal e cardiovascular.
Carapau	Cálcio, selênio, vitamina E, ácidos graxos essenciais ômega-3.	Mantém a saúde cardiovascular, equilibra os hormônios. Fortalece o sistema imunológico.
Ostra	Muito rica em zinco. Vitaminas A, B_{12} e C, ferro.	Faz bem às funções cardiovasculares, imunológicas e sexuais.
Salmão	Cálcio, selênio, vitaminas D, E, ácidos graxos essenciais ômega-3.	Fonte rica do benéfico óleo de peixe ômega-3, é bom para: saúde hormonal, pele, sistema imunológico, ossos e dentes.
Truta	Ômega-3, cálcio, fósforo, potássio, selênio e vitamina A.	Ótimo purificador do sangue, bom para a saúde cardiovascular e para o controle da pressão arterial.
Frango	Vitaminas A, B_3, B_6 e K, sódio, potássio, magnésio.	Ajuda a desfazer o muco durante resfriados. Antibiótico leve.
Peru	Zinco, potássio, cálcio, ferro e vitaminas do complexo B.	Fornece energia, auxiliando na regeneração dos tecidos e na manutenção do sistema imunológico.

Laticínio · *Peixes e frutos do mar* · *Carnes*

Introdução

controle de peso

Para muitos, a decisão de mudar os hábitos alimentares é determinada pelo desejo de perder peso. Se esse é o seu objetivo, tudo o que podemos dizer, como fazemos com nossos pacientes, é: a perda de peso é decorrente de uma alimentação saudável. Ao eleger a saúde como seu propósito principal, você vai compreender melhor o valor dos alimentos e os fatores que influenciam o peso.

A indústria dietética é sustentada diretamente pela pressão exercida pelas indústrias da moda e da beleza, segundo as quais devemos parecer bem para nos sentirmos bem. Fortunas são desperdiçadas em anúncios de bebidas e alimentos "emagrecedores". Apesar de apresentar resultado para algumas pessoas, acreditamos que, no final das contas, fazer dieta não resolve. Já atendemos pacientes que realmente não estavam bem, mas que não aceitaram um plano alimentar desenvolvido especificamente para que se recuperassem, pelo fato de envolver alimentos que consideravam "engordativos". Eles optaram por continuar como estavam, temendo o risco de ganhar peso.

Por que as dietas não funcionam

Praticamente a cada semana surge uma nova dieta da moda – e embora alguns quilos sejam perdidos nos primeiros dias, isso ocorre apenas pela perda de líquidos, e não de gordura. A decepção é inevitável. Já vimos pacientes que seguiram dietas perigosas – determinadas por calorias, em vez de nutrição – que resultaram em problemas de saúde.

A dieta das proteínas, por exemplo, se feita por muito tempo, pode resultar na deterioração dos ossos e em problemas renais; já a dieta com baixo teor de gorduras pode prejudicar a saúde hormonal e o funcionamento do cérebro, afetando o humor e a autopercepção.

Perder 2,5 quilos em cinco dias?

Compreender o que realmente é eliminado, e o que não é, é o segredo para o controle seguro e efetivo do peso. Quando estamos de dieta, consumimos menos alimentos (menos calorias), e isso faz o corpo recorrer a suas reservas para liberar glicogênio, que, então, é usado para dar energia. Esse glicogênio, armazenado no fígado e nos músculos, é mantido à base de água. O peso perdido no início de uma dieta é decorrente apenas da perda de líquidos. Essa é a base das promessas sem fundamento por trás das dietas que dizem queimar 2,5 quilos em cinco dias. Sim, você perde peso quando se trata de líquidos, mas não há perda real de gordura corporal, por isso o efeito é temporário. Se isso for feito a longo prazo, o corpo entenderá a baixa ingestão de alimentos como potencial inanição, então passa a guardar qualquer comida ou bebida consumida como energia e reposição de glicogênio. Isso explica por que muitas

Controle de peso

pessoas que vivem de dieta, embora não comam muito, não conseguem emagrecer.

Dieta sanfona – o perturbador da tireoide

O efeito sanfona atinge as pessoas que vivem fazendo uma dieta atrás da outra. Elas ficam presas à maçante e eterna montanha-russa de emagrecer, engordar, emagrecer de novo e, inevitavelmente, engordar mais do que antes. A frustração é imensa, e muitas vezes traz consigo depressão, baixa autoestima e até distúrbios hormonais.

A velocidade com que queimamos os alimentos para convertê-los em energia (ou ritmo metabólico) é controlada pela glândula tireoide, situada na base da garganta. A tireoide é essencial para a produção de energia e determina como nos sentimos no dia a dia. O efeito sanfona confunde o delicado equilíbrio dos hormônios que se nutrem e são nutridos pela tireoide, causando a desaceleração do metabolismo. Como resultado, a tireoide reduz seu ritmo e restaura o nível de glicogênio a ser armazenado no corpo – segurando-o, em vez de liberá-lo –, e isso impossibilita a perda de peso. Na verdade, quando o funcionamento da tireoide é prejudicado e seu metabolismo desacelera, há maior ganho de peso. Entre os nutrientes que beneficiam a tireoide estão o selênio, encontrado em moluscos, sementes de girassol e de gergelim, castanhas-do-pará e de caju; potássio, presente em frutas, verduras e legumes frescos; e iodo, fornecido pelos vegetais marinhos.

Estresse

Dois hormônios liberados em casos de estresse são cortisol e DHEA (dehidroepiandrosterona, ou desidroepiandrosterona – veja pp. 74-75). O estresse altera o equilíbrio hormonal e pode estimular o armazenamento de gorduras mesmo quando o consumo de alimentos é restrito. A pessoa não consegue emagrecer e a dieta em si se torna um fator de estresse.

Alergias e intolerâncias

Às vezes, desenvolvemos intolerância a alimentos que comemos todos os dias. Quando isso acontece, o corpo passa a reter líquidos para proteger as regiões potencialmente vulneráveis, como o trato intestinal. Essa retenção gera inchaço e ganho de peso.

Se a pessoa tem intolerância a trigo, o simples fato de comer cereais e torrada de manhã, um pãozinho no almoço, uma bolacha no fim da tarde e um prato de macarrão à noite, irá fazê-la engordar, pois 50 por cento do que consumiu em um dia continha trigo. Esse ingrediente tem o efeito de reduzir o metabolismo e tornar o organismo mais lento. Descobrimos que ao cortar o trigo da alimentação, nossos pacientes passaram a ter mais energia, desincharam e emagreceram. Se você suspeita ter intolerância a algum alimento, faça um diário alimentar (veja pp. 32-33) – ele deixará mais claro com que frequência está consumindo os mesmos alimentos.

Introdução

Desequilíbrio glicêmico

Constatamos que praticamente todas as pessoas que têm dificuldade para emagrecer apresentam considerável desequilíbrio glicêmico. Resolver esse problema é o primeiro passo para eliminar de fato a gordura. Isso também reduz à inflamação, melhora o humor, a concentração e os níveis de energia, e corta os surtos de fome.

Nada substitui frutas, verduras e legumes frescos e coloridos. Seus nutrientes auxiliam a tireoide e mantêm um ritmo metabólico saudável, e suas fibras ajudam a remover o excesso de gorduras do corpo. O melhor é comê-los crus, pois o cozimento pode destruir as fibras e os nutrientes.

Por incrível que pareça, necessitamos de gorduras para manter um peso saudável. Os ácidos graxos essenciais encontrados em oleaginosas, sementes, peixes oleosos e azeite de oliva são todos vitais para eliminar a gordura acumulada no tecido adiposo, um processo importante para o controle do peso. Em nosso corpo, todas as células têm uma camada de gordura que as protege de possíveis danos, além de permitir a entrada de nutrientes e a saída de substâncias residuais e de toxinas. Essa camada é constituída por ácidos graxos essenciais, que não são produzidos pelo corpo e só podem ser obtidos por meio da alimentação. Se seu consumo for inadequado, as paredes das células se tornam mais rígidas, evitando que as toxinas, como as gorduras armazenadas, saiam. A gordura se torna mais densa e seu deslocamento fica mais difícil com o passar do tempo. Portanto, para se livrar da gordura e da celulite é preciso consumir ácidos graxos essenciais. É por isso que a sardinha, o carapau, o arenque, o atum e o salmão, ricos nessas substâncias, devem ser as maiores fontes de proteínas para aqueles

As escolhas certas – um bom cardápio para o dia a dia

Deixe o preconceito de lado e veja no quadro a seguir como as refeições cotidianas podem ser balanceadas, variadas e deliciosas! Aqui estão apenas alguns exemplos das recomendações que fazemos aos nossos pacientes. (Veja as receitas nas pp. 146-172.)

café da manhã

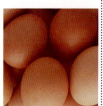

Um copo de suco de verduras ou frutas frescas, com uma das opções a seguir:
- smoothie de tofu
- mingau de painço
- iogurte natural orgânico com probióticos, com uma fruta a sua escolha e sementes em pó, como as de abóbora, gergelim ou girassol
- cornflakes (sem açúcar) ou granola com leite de arroz
- ovos mexidos ou pochés com tomates e cogumelos

lanche da manhã

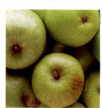

Escolha uma das opções:
- maçã ou pera com queijo cottage
- um punhado de sementes de abóbora, amêndoas ou nozes
- meio abacate
- pão integral e homus light

almoço

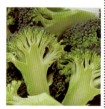

- Sopa de verduras e legumes e salada garnde de folhas, mais quatro vegetais crus da lista abaixo:

brócolis, repolho rasgado, cenoura ou abóbora raladas, beterraba crua, champignons, cebolinha, rabanete, couve-flor, ervilha, milho-verde

Com uma das opções abaixo:
- queijo cottage
- um pedaço de peito de frango magro (sem pele)
- salmão, atum ou sardinha em lata
- peixe grelhado com legumes no vapor

Mais:
- uma fruta, como banana, maçã, ou uma porção de frutas vermelhas, cerejas em conserva (sem calda e sem açúcar)

28

Controle de peso

que seguem um programa de controle de peso. Para os vegetarianos, os ácidos graxos essenciais podem ser obtidos pela ingestão de sementes, como as de linho, abóbora, girassol e gergelim, e dos óleos prensados a frio delas obtidos. O azeite também deve ser usado com moderação.

Fazer exercícios regularmente gera muitos benefícios ao corpo e ajuda a equilibrar as taxas de açúcar no sangue. Aumentar a prática de

mesmo. Para ajudar a perder peso, escovar a pele de todo o corpo diariamente estimula a drenagem linfática e ajuda a desfazer os depósitos de gorduras. Use uma escova de cerdas naturais (e não sintéticas) e escove a pele fazendo movimentos amplos em direção ao centro do corpo.

O quadro de alimentação saudável abaixo é um exemplo de como montar uma dieta diária que

Por incrível que pareça, necessitamos de gorduras para manter um peso saudável. Os ácidos graxos essenciais são os mocinhos, pois ajudam a eliminar as gorduras armazenadas no tecido adiposo.

atividades físicas pode ser difícil para quem leva uma vida sedentária. Para alguns, entrar numa academia e fazer aulas é a melhor opção; para outros, fazer caminhadas diárias ou ir a pé ao trabalho três vezes por semana é mais fácil. Não enrole – assuma agora esse compromisso consigo

equilibra a glicemia, aumenta a vitalidade e promove a saúde plena, enquanto, ao mesmo tempo, controla o peso. Siga o princípio de combinar alguma proteína com carboidrato em cada refeição, para manter as taxas de glicemia e evitar surtos de fome.

lanche da tarde

Escolha uma das opções:

- uma porção de fruta, como uma laranja, um pequeno cacho de uvas ou uma ameixa
- um punhado de sementes e oleaginosas diversas
- dois biscoitos de aveia com tahine, guacamole ou pasta de abacate

jantar

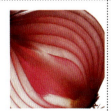

Uma porção de proteína, como:

- peixe, peru ou frango, com pelo menos três legumes e arroz integral ou selvagem
- arroz ou macarrão com frango refogado
- tofu e seleta de legumes refogados, contendo pimentão, cenoura, ervilha-torta, vagem, gengibre, cebola, cogumelos

lanche da noite

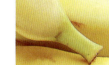

Escolha entre:

- queijo cottage e dois biscoitos de aveia
- uma banana
- bolo de arroz com homus light ou pasta de oleaginosas (sem sal e sem açúcar)

29

Introdução

alergias e intolerâncias alimentares

Reações alérgicas são cada vez mais comuns. Atualmente, muito mais pessoas sofrem de alergia do que há cinquenta anos. Isso pode ser atribuído ao aumento da poluição ambiental, ao uso de pesticidas e à abundância de outras substâncias químicas que usamos ou às quais somos expostos diariamente. Calcula-se que sejamos submetidos a aproximadamente 3.000 tipos dessas substâncias todos os anos – não é de surpreender que os problemas alérgicos estejam crescendo.

Todos os dias, nosso sistema imunológico é desafiado pelos produtos químicos que ingerimos por meio de alimentos e bebidas e pelas substâncias potencialmente tóxicas que inalamos. Essa batalha constante sobrecarrega o fígado, fazendo as reações alérgicas ficarem mais comuns.

Na Grã-Bretanha, os grupos de alimentos que mais provocam alergias são trigo, laticínios, frutas cítricas e ovos. Em relação à evolução humana, o trigo é um alimento relativamente novo, pois é cultivado de 10.000 anos para cá. Não se sabe ao certo se a intolerância ao trigo se deve à má adaptação do homem ao grão ou aos pesticidas, herbicidas e processos químicos aos quais os grãos são submetidos. Os alimentos à base de trigo constituem a maior parte da dieta ocidental, então é possível que a falta de diversificação seja a causa do problema.

A alergia ou intolerância ao glúten é uma forma mais grave de reação a grãos, e pode ser causada por aveia, trigo, centeio e cevada. Aqueles que sofrem de doença celíaca (veja p. 91) não têm tolerância a qualquer desses grãos. Em casos mais graves, a alergia ao glúten pode ser fatal, uma vez que ele corrói a delicada mucosa do trato digestório e evita a absorção de nutrientes essenciais.

Quando uma alergia não é uma alergia?
É muito comum confundir alergia e intolerância. Embora seus efeitos sejam parecidos, as causas são diferentes. A alergia é uma reação imediata a qualquer estímulo, e faz o sistema imunológico produzir anticorpos para atacar a molécula ameaçadora.

A intolerância é uma reação retardada (muitas vezes se manifesta após vários dias) que provoca grande variedade de sintomas, às vezes aparentemente sem relação entre si. O quadro da página 31 ilustra essas diferenças.

Além disso, muitos sintomas não são claramente associados à intolerância alimentar. São tantas reações diferentes que frequentemente elas são atribuídas a outras causas. Entre os sintomas, podemos citar depressão, dores nas articulações, olhos inchados, pele amarelada, pálida e/ou seca,

Alergias e intolerâncias alimentares

Alergia ou intolerância?

As diferenças entre alergia e intolerância alimentar são muito sutis. As reações do organismo a um alimento suspeito ajudam a determinar o diagnóstico. Para descobrir qual é o seu problema, veja as informações abaixo.

	alergia	**intolerância**
tempo de reação	imediato	retardado
causas	histamina e anticorpos (IgE)	anticorpos (IgG)
sintomas	urticária, erupções na pele, inchaço, vômitos, palpitações, rubor e cansaço repentino	coceira, pulso acelerado, fadiga, retenção de líquidos, dores musculares, olheiras escuras, dores de cabeça, enxaqueca, diarreia, síndrome do intestino irritável

confusão mental (dificuldade de raciocínio e concentração), respiração curta, constipação e/ou diarreia, aftas na boca, coriza, indigestão, erupções na pele, olheiras ou bolsas sob os olhos e incontinência urinária noturna em crianças.

O fator genético

Embora as alergias em crianças cujos pais já têm histórico sejam mais frequentes, não significa que essas crianças também sejam propensas a elas. Evidências indicam que filhos de pessoas que tiveram asma, eczema ou febre do feno (alergias atópicas) têm maior tendência, sobretudo se ambos os pais sofrerem desse tipo de alergia. O problema parece recair sobre os genes que determinam a supressão da liberação de IgE, uma substância química do corpo que é um dos mediadores da reação inflamatória aguda e instantânea a alérgenos específicos. No entanto, os genes não são a única causa de alergias. Gêmeos idênticos, por exemplo, não desenvolvem necessariamente as mesmas alergias, o que indica que outros fatores externos, como componentes ambientais, bacterianos ou virais, também podem exercer um papel na tendência individual de desenvolver alergias.

Digestão e alergias

Aproximadamente 70 por cento do sistema imunológico do corpo se encontra no trato digestório, o que torna essa região altamente reativa a alimentos e substâncias irritantes. Um dos problemas mais perturbadores para os intestinos é quando ocorre uma infestação de

Introdução

> **dica de nutrição**
>
> Se você costuma comer sanduíche na hora do almoço, varie sempre o tipo de pão e o recheio para prevenir intolerâncias geradas por uma alimentação repetitiva. Experimente pão de centeio, integral ou ciabatta com frango, atum, queijo ou salada.

Candida albicans. Embora a cândida seja comum nos intestinos, quando a imunidade está baixa, ela pode sair de controle e virar um problema. Quando isso acontece, ela se torna invasiva, atravessando as paredes dos intestinos e abrindo buracos onde deveria haver uma barreira de proteção. Essas aberturas permitem que partículas de comida, que normalmente não teriam acesso à corrente sanguínea, provoquem reações imunológicas no local. Essa é uma causa típica de dores de cabeça e enxaquecas relacionadas com intolerância alimentar.

Como lidar com as alergias e intolerâncias

Um trato digestório saudável e um bom sistema imunológico são essenciais para amenizar ou prevenir alergias e intolerâncias. Identificar as substâncias e os alimentos desencadeadores é o primeiro passo para enfrentar o problema. Consequentemente, seguir os conselhos de um nutricionista é uma das maneiras mais produtivas de tratar alergias alimentares.

Problemas sintomáticos em crianças podem ser aliviados rapidamente pela exclusão de certos alimentos. Em casos de transtorno de déficit de atenção/hiperatividade (TDAH), a simples eliminação de alimentos que contenham aditivos ou corantes muitas vezes traz efeito positivo imediato.

Em adultos, muitos problemas de saúde de longa data, nunca antes associados a interações alimentares, podem ser resolvidos permanentemente ao se seguir programas de exclusão criados por nutricionistas. Consumir alimentos da estação e variá-los diariamente também ajuda a resolver muitas intolerâncias simples.

Teste de alergia

Muitos alimentos irritam o trato digestório e o corpo como um todo. Existem diversos métodos para identificar alergias, desde testes cutâneos até exames de sangue para medir a reação dos anticorpos gerada por alimentos distintos. Esses exames nem sempre são conclusivos, já que falsos positivos e falsos negativos às vezes aparecem. Muitos de nossos pacientes chegam com uma lista de coisas que não podem comer. Depois de muita investigação, acabamos descobrindo que seu trato digestório está comprometido, gerando inúmeras intolerâncias alimentares. Então, cuidamos da saúde do trato digestório, em particular a integridade das paredes do intestino, e recomendamos medidas para o seu bem-estar. Isso geralmente resolve muitas dessas reações de intolerância, permitindo que nossos pacientes desfrutem de suas comidinhas favoritas novamente.

Diário alimentar

Segundo nossa experiência, manter um diário detalhado de tudo o que se ingere de comida e líquidos, e seus sintomas subsequentes, é o método mais acurado para identificar a origem do problema. Você pode, também, registrar suas reações emocionais aos alimentos. Há pessoas, por exemplo, que em menos de 24 horas após

Alergias e intolerâncias alimentares

Choque anafilático

Um único alimento pode ser fatal para algumas pessoas, se forem alérgicas a ele e a reação não for descoberta e tratada imediata e adequadamente. Essas reações em geral ocorrem alguns minutos após a ingestão do alimento e podem ser reconhecidas pelos sintomas ao lado.

- Fechamento da glote e das vias aéreas superiores
- Incapacidade de respirar
- Ansiedade
- Ataque de pânico
- Inchaço exagerado de uma parte ou de todo o rosto e o pescoço

comer tomate sentem dores nas articulações, retêm líquidos e se tornam irritadiças; outras são vulneráveis a massas e pães, apresentando reações como depressão, dores de cabeça ou espirros.

No entanto, se você acha que tem intolerância a algum alimento, é importante consultar um nutricionista ou alergista qualificado para decifrar seu diário alimentar. Caso predominem as reações retardadas, é mais difícil identificar o tipo de intolerância.

Choque anafilático

O choque anafilático é uma reação violenta, perigosa e potencialmente fatal a um antígeno. O amendoim é famoso por provocar esse tipo de reação: atualmente, muitas embalagens de produtos alimentícios apresentam um aviso dizendo que contêm amendoim ou outras oleaginosas em sua composição, capazes de causar reações alérgicas em pessoas predispostas a isso. Os frutos do mar são outra ameaça, embora não tragam nenhum tipo de alerta no rótulo. Picadas de abelha e vespa também são perigosas. Se houver choque anafilático, a pessoa deve ser levada imediatamente a um hospital, pois é possível que precise de uma injeção de adrenalina (epinefrina). Verifique com o paciente, pois algumas pessoas carregam uma injeção consigo. Se o inchaço for grave, ponha um canudo em sua boca para auxiliar a respiração.

Intoxicação generalizada

Fazem parte desse grupo as pessoas que se tornaram intolerantes a aparentemente "quase tudo". Isso geralmente se deve a grave disbiose intestinal, quando o trato intestinal fica tão inflamado que partículas nocivas de comida passam para a corrente sanguínea indiscriminadamente. É fundamental tratar os problemas digestivos primeiro, e fazer a inflamação baixar.

Pode acontecer também de o fígado ficar sobrecarregado pelo consumo excessivo de açúcar, álcool ou medicamentos durante um longo período. Quando isso ocorre, muitos sintomas de intolerância a alimentos surgem, e é imprescindível fazer tratamento para o fígado. Consulte um nutricionista para ele criar um programa para o seu caso.

Introdução

técnicas de culinária

A culinária é uma forma de arte e de prazer. Se benfeita, a aparência e o sabor dos alimentos são realçados. No entanto, assim que a comida é submetida ao calor, seus nutrientes são reduzidos. Embora recomendemos consumir o máximo possível de alimentos crus (quando for seguro), sabemos que isso é difícil para muitas pessoas. Precisamos estabelecer um equilíbrio entre o sabor e o valor nutricional.

O ato de cozinhar altera a composição interna dos alimentos, tornando-os mais fáceis de digerir e disponíveis para serem usados pelo corpo. Em alguns casos, contudo, esse processo pode prejudicar de tal forma o alimento que ele vira um potencial carcinógeno. Aquecer excessivamente o óleo, como no processo de fritura, por exemplo, altera sua estrutura química, tornando-o nocivo para os tecidos corporais vulneráveis como o sistema cardiovascular (veja Coração e circulação, pp. 121-135).

Algumas técnicas de cozimento e preparo de alimentos são melhores que outras para preservar os nutrientes e seu teor de água. A vitamina C e todas as do complexo B são solúveis em água, podendo se dissolver com facilidade e se perder na água ou no caldo do cozimento.

Vapor

Preparar os alimentos no vapor é provavelmente a melhor maneira de preservar seus nutrientes. Ferva um pouco de água numa panela e coloque a comida (geralmente legumes ou peixes) em uma cesta acima da água fervente. O vapor vai cozinhar a comida em poucos minutos. Legumes mais densos, como cenoura e brócolis, geralmente levam 5 minutos ou mais, já folhas, como as do espinafre, demoram menos que 1 minuto. Ao serem cozidos al dente (expressão italiana, que significa que eles se mantêm firmes) no vapor, os legumes retêm suas cores vivas, a estrutura das fibras e os nutrientes.

Para cozinhar peixe no vapor são necessários cerca de 10 minutos, e o processo preserva as gorduras "boas" que a maioria dos peixes contém, bem como as vitaminas B solúveis em água. Uma excelente maneira de intensificar o sabor e a fragrância dos peixes cozidos no vapor é colocar na água gengibre, suco de limão ou ervas aromáticas.

Fervura

Ferver os alimentos, especialmente legumes, é o modo mais eficiente de deixá-los sem gosto e sem vida, com muito poucos nutrientes. Há quem diga que ao ferver cenouras por 10 minutos, a água acabará contendo mais vitamina C do que as próprias cenouras.

Como regra geral, lembre-se de que ferver legumes destrói aproximadamente 40 por cento das vitaminas B e 70 por cento da

Técnicas de culinária

vitamina C. Quanto maior a quantidade de água na panela, maior a perda de nutrientes. Essa perda será ainda maior se os legumes forem cortados em pedaços pequenos, pois uma área maior da superfície ficará exposta à água e ao calor, e isso pode reduzir ainda mais seus nutrientes.

potencialmente prejudiciais. Mesmo que o alimento seja frito rapidamente, o calor excessivo destrói os nutrientes e os óleos sensíveis como os dos peixes oleosos. Ao aquecermos os óleos por completo, chegamos ao "ponto de fumaça": a temperatura em que o óleo queima. Cada tipo de óleo tem um ponto de

Qualquer tipo de fritura produz alimentos apetitosos e atrativos, só que potencialmente prejudiciais.

Em muitos países, costuma-se acrescentar sal à água para cozinhar os legumes. Isso não é necessário: a alimentação da maioria das pessoas já contém muito sal. Esse ingrediente perturba o equilíbrio sódio-água do corpo, bem como o ritmo natural do músculo cardíaco. Frutas, legumes e verduras já contêm naturalmente certa quantidade de sódio, e só paladares entorpecidos por estimulantes, álcool e açúcar em excesso é que precisam adicionar sal. (Veja p. 125 para mais informações a respeito do sal e do coração.) Assim, se precisar ferver algum alimento, faça isso pelo menor tempo possível, usando apenas pequena quantidade de água, para preservar ao máximo seus nutrientes. Mas melhor ainda seria cozinhá-lo no vapor.

Fritura

Fritar em muito ou pouco óleo produz alimentos apetitosos e atrativos, só que

fumaça distinto – e quando aquecido até o ponto de fumaça, sua estrutura é alterada, gerando grande quantidade de radicais livres. Estes são átomos prejudiciais ao corpo – estão envolvidos na fase inicial de câncer, doença cardíaca (veja Arteriosclerose e Aterosclerose, pp. 126-127) e envelhecimento prematuro. Os radicais livres podem ser combatidos pela ingestão de alimentos antioxidantes (veja Nutrição para o coração, p. 131). No entanto, os antioxidantes são facilmente danificados pelas altas temperaturas no processo de fritura. Sabe-se que tostar os alimentos por fritura, ou pior, deixá-los queimar um pouquinho, tem efeito carcinogênico. Até mesmo a fumaça da fritura pode ser perigosa – os cozinheiros que costumam fritar comida regularmente têm maior tendência a desenvolver câncer no pulmão ou na garganta.

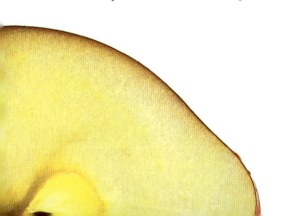

As vitaminas solúveis em água (B ou C) e gordura (D, A, K e E) se perdem quando fritamos os alimentos tanto em muito quanto em pouco óleo. Ao fritarmos carnes e aves reduzimos em até 30 por cento a vitamina B nelas contida.

Refogar

Embora refogar os alimentos em uma wok seja visto como uma alternativa mais saudável do que fritá-los, essa técnica não deixa de ser fritura. Perdem-se nutrientes e as gorduras são quimicamente modificadas.

A diferença é que a quantidade de óleo usada é proporcionalmente mínima e os alimentos são cozidos rapidamente, uma vez que a wok distribui o calor por igual. Se o cozimento for rápido e a comida for mexida o tempo todo, o prejuízo é menor.

Experimente acrescentar 1 colher (sopa) de água e 1 de molho de soja ao óleo aquecido. O líquido vai interromper a queima do óleo e diminuir a quantidade de radicais livres formada, e conforme ele for evaporando, produzirá um pouco de vapor para cozinhar o alimento. Mas o melhor é cozinhá-lo antes parcialmente (no vapor, de preferência) e usar a wok, ou uma frigideira ou panela de boca larga, na finalização.

Micro-ondas

Esquentar comida no micro-ondas faz as moléculas vibrarem, e essa agitação gera o calor que a cozinha. As micro-ondas saem das paredes do forno e entram na comida. A concentração de nutrientes dos legumes se mantém razoavelmente alta após o aquecimento no aparelho, provavelmente por causa do curto tempo de cozimento – que é a principal vantagem desse método. Ainda assim, perde-se boa parte deles, portanto o vapor é sempre a opção preferível.

Um dos maiores problemas do uso do micro-ondas é o tipo de alimento que aquecemos nele. São alimentos processados "prontos", que contêm açúcar, sal e muitas vezes gordura hidrogenada – tudo o que faz mal à saúde. Além disso, eles ficam mais suscetíveis a certas alterações moleculares, o que pode levar a danos por radicais livres.

Cozinhar em fogo brando, fazer ensopados e sopas

Essa técnica envolve um processo mais lento. Cozinhar em fogo brando ou fazer ensopados e sopas garante que além do alimento, também seu caldo seja consumido, portanto, aproveitamos os nutrientes transferidos para o líquido.

Sua vantagem é o cozimento lento, geralmente a temperaturas inferiores ao ponto de ebulição. Como a perda de minerais e nutrientes aumenta com a temperatura, esse método não afeta tanto os nutrientes. E ainda torna as proteínas mais fáceis de serem digeridas, uma vez que as fibras são quebradas, facilitando sua absorção.

Algumas frutas na verdade se beneficiam ao serem cozidas desse jeito. As enzimas da ameixa seca, por exemplo, são liberadas durante esse lento e suave processo. Assim, o gosto do açúcar natural das frutas é intensificado e harmoniza muito bem com um iogurte com probióticos não adoçado.

Técnicas de culinária

Assar

Assar carnes, aves e legumes é uma maneira popular muito antiga de preparar alimentos no Ocidente. O teor de gordura dos alimentos quase não sofre alteração, desde que o forno não esteja quente demais. Contudo, se as gorduras queimarem, elas se tornam carcinogênicas. Aquele dourado, sinônimo de assado, resulta da reação dos carboidratos, em forma de açúcares, ao calor.

Algumas vitaminas solúveis em água, como a C e as do complexo B, se perdem inevitavelmente nesse processo. Calcula-se que cerca de 25 por cento das vitaminas B se percam quando o alimento é assado, e quanto maior o tempo no forno, maior a perda de vitaminas. O mesmo vale para a temperatura – quanto mais alta, menor a concentração de nutrientes.

Churrasco

Churrasco é sempre um evento popular. Nele, geralmente se preparam alimentos proteicos, como carnes e peixes. Muitas pessoas preferem comê-los ligeiramente tostados na parte de fora. Só que essa parte queimada pode ser carcinogênica – ao entrar em contato com a garganta e o trato digestório, prejudica as células, aumentando os radicais livres.

Para minimizar o problema, veja se o churrasco está bem quente – o carvão deve estar incandescente e em brasa, mas sem chamas. Evite usar materiais inflamáveis – os alimentos cozidos diretamente na chama podem ficar cobertos com as substâncias químicas neles contidas. Por causa do calor intenso a que são submetidos, os alimentos às vezes parecem cozidos do lado de fora, mas o interior está cru. Por isso, é aconselhável cozinhá-los primeiro parcialmente no forno, antes de levá-los à churrasqueira para finalizar.

Alimentos crus

Sem dúvida, esta é a melhor maneira de se beneficiar de todos os nutrientes disponíveis. Não estamos dizendo para você comer carne ou grãos crus, e sim legumes, verduras, frutas, oleaginosas ou sementes em estado natural todos os dias. A vantagem é que eles já contêm enzimas digestivas, o que diminui a necessidade de o pâncreas e a mucosa intestinal produzirem essas enzimas. Eles também são grandes fontes de fibras, o que estimula a eliminação de resíduos tóxicos e o excesso de colesterol do corpo.

Se a comida pronta é sua melhor amiga, sugerimos que sempre que possível você reserve um pouco mais de tempo para prepará-la. Veja na página 146 mais informações sobre refeições nutritivas e saudáveis. A maioria de nossas receitas é rápida e simples, e em poucos minutos você prepara uma boa refeição sem muita bagunça – mas com efeitos positivos para toda a vida.

> **Dica de nutrição**
>
> Marinar a carne em azeite de oliva (rico em vitamina E) antes de fazer o churrasco cria certa proteção contra os danos provocados pelos radicais livres liberados no processo.

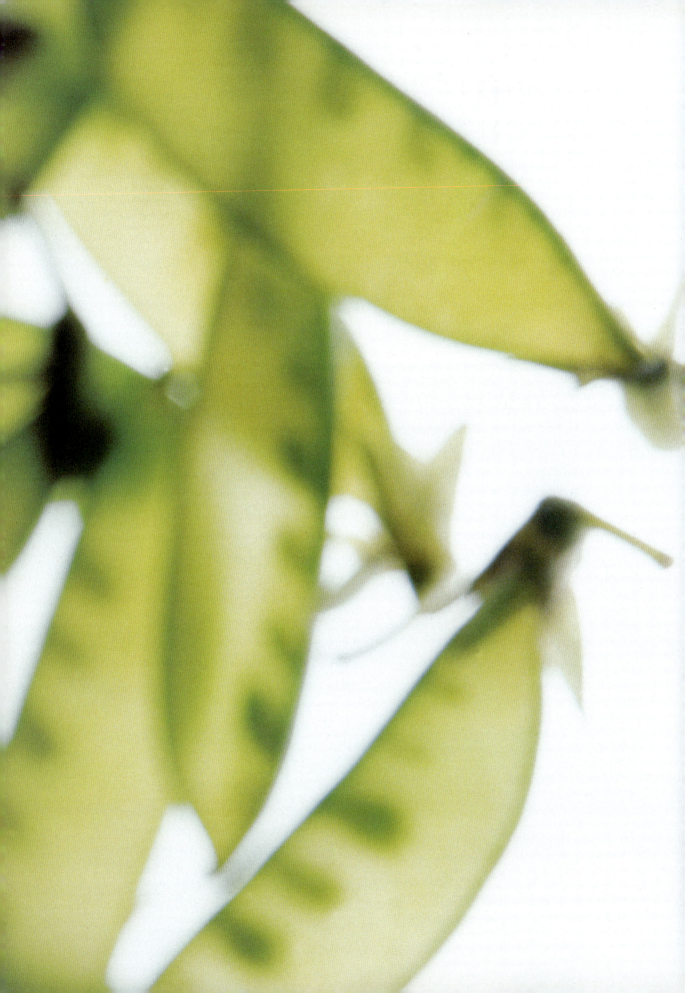

alimentação vegetariana e vegana

As pessoas seguem alimentação vegetariana ou vegana por diversos motivos. Os vegetarianos não comem nenhum tipo de carne ou peixe, mas consomem ovos e derivados do leite. Já os veganos abstêm-se de qualquer alimento de origem animal, como carne, peixe, ovos, laticínios e, em alguns casos, até de seus subprodutos, entre os quais mel, couro e lã.

Algumas pessoas mudam a dieta por motivos de saúde. A alimentação vegetariana é muito boa para quem tem propensão a desenvolver doenças cardiovasculares, já que excluir a carne vermelha reduz muito a ingestão de gorduras saturadas e o colesterol. Acredita-se que a vegana faça bem para as pessoas com câncer, pois alguns produtos animais contêm ácido araquidônico, uma substância que alimenta as células cancerosas.

Outras mudam a alimentação por razões humanitárias ou morais. Qualquer que seja o motivo, esses dois estilos de alimentação, se realizados corretamente, podem trazer benefícios tanto para o mundo animal quanto para a saúde do homem.

Para compreender as necessidades proteicas

Seguir uma dieta vegetariana ou vegana pode ser uma maneira maravilhosa de se alimentar. Mas é preciso ter em mente que se está restringindo seriamente um grande grupo alimentar – o das proteínas. Em média, um adulto precisa de 0,8 grama diário de proteínas para cada quilo de seu peso. Por serem ricos em proteínas, os alimentos animais são uma maneira eficiente de atender às necessidades diárias. Adotar uma alimentação baseada apenas em vegetais, que contêm menos concentração de proteínas, significa que é preciso saber de quais alimentos obtê-las.

O que são aminoácidos?

Durante a digestão, as enzimas quebram as proteínas dos alimentos ingeridos em polipeptídeos, depois em dipeptídeos, peptídeos e, finalmente, nas menores unidades das proteínas – os aminoácidos. Existem 22 aminoácidos no total, e mais da metade pode ser sintetizada pelo organismo.

Uma vez absorvidos, parte dos aminoácidos pode ser trocada ou substituída, dando origem a outros aminoácidos, ou então ligar-se a outros em longas cadeias de quantidades, sequências e variedades específicas para formar as proteínas que seu corpo necessita. É como se fossem tijolos que, dependendo da maneira como se combinam, geram formas e estruturas diferentes.

Dos 22, existem 8 aminoácidos essenciais. Eles são excepcionais porque o corpo não é capaz

Introdução

de gerá-los ou sintetizá-los a partir de outros aminoácidos. A única maneira de obter esses oito elementos essenciais é pela alimentação.

Os aminoácidos essenciais

- Isoleucina
- Leucina
- Lisina
- Metionina
- Fenilalanina
- Treonina
- Triptofano
- Valina

Combinações proteicas

As proteínas são classificadas em dois grupos – completas e incompletas. As proteínas completas contêm todos os oito aminoácidos essenciais; entre elas estão os alimentos de origem animal – carnes, peixes, ovos e laticínios. As incompletas, que incluem todos os vegetais, são desprovidas de um ou mais aminoácidos essenciais. Por exemplo, os cereais, como a granola, não contêm lisina; o arroz não tem metionina e treonina; nas leguminosas faltam metionina e triptofano; o milho carece de triptofano e treonina; e a soja não contém metionina.

Para que seu corpo tenha os ingredientes necessários para produzir todos os tipos de proteínas e, assim, renovar e criar novas células e tecidos, a ingestão diária de todos os essenciais é fundamental.

E como fazer isso seguindo uma dieta vegetariana ou vegana? É fácil – basta "combinar proteínas". Sabemos que leguminosas, grãos integrais, oleaginosas, sementes e lentilhas contêm aminoácidos essenciais distintos entre si. Sendo assim, devemos consumir uma combinação de duas ou mais proteínas vegetais em cada refeição para obter todos os aminoácidos essenciais. Ou seja, comer um prato de legumes ao curry com arroz integral e dahl de lentilhas; torrada de centeio com pasta de amendoim ou um refogado de tofu com castanhas de caju forneceria toda a gama de proteínas.

Ao combinar alimentos vegetais, pode-se aumentar a qualidade das proteínas em pelo menos 50 por cento, proporcionando ao corpo todos os aminoácidos essenciais. Outra maneira muito simples de melhorar o suprimento de aminoácidos essenciais é adicionar 1 colher (sopa) cheia de sementes de gergelim, linhaça, cânhamo, girassol e abóbora aos cereais do café da manhã ou às saladas. Como as sementes e as oleaginosas são relativamente ricas em proteínas se comparadas a outros alimentos vegetais, são componentes indispensáveis às dietas vegana e vegetariana.

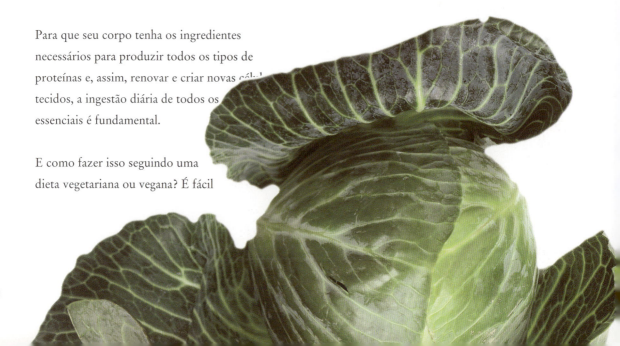

Alimentação vegetariana e vegana

Fontes vegetarianas de proteína

- Arroz integral
- Iogurte natural com probióticos
- Leguminosas
- Lentilha

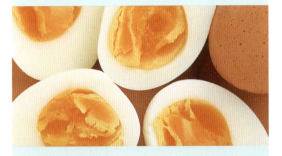

- Oleaginosas
- Ovos
- Queijo cottage
- Quinoa

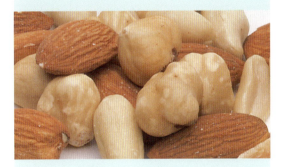

- Sementes
- Tempeh
- Tofu

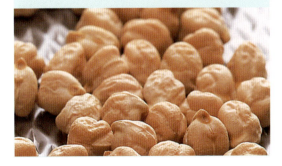

Fontes veganas de proteína

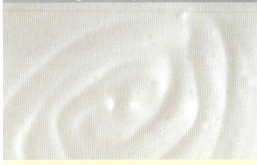

- Arroz integral
- Iogurte de soja
- Leguminosas
- Lentilha

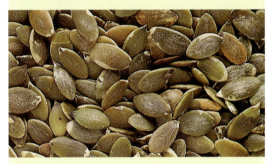

- Oleaginosas
- Queijo de soja
- Quinoa

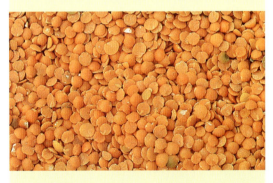

- Sementes
- Tempeh
- Tofu

Introdução

Vegetarianismo e veganismo ideais

Hoje é muito fácil levar uma vida pouco saudável sendo vegetariano ou vegano. Os vegetarianos que fazem do queijo sua maior fonte de proteína acabam caindo na rotina, e se comerem sanduíches, pizzas, massas e comidas de conveniência à base de queijo provavelmente começarão a mostrar sinais de má nutrição.

Se sua dieta for baseada em alimentos indigestos, cheios de amido, carboidratos e queijos, fique atento, pois logo começará a ganhar peso. Para ser um vegetariano ou vegano saudável é preciso saber combinar proteínas e ter uma dieta repleta de alimentos frescos e caseiros. E até mesmo essas pessoas precisam controlar a quantidade de frutas, legumes e verduras consumidos diariamente.

A importância do ferro e da vitamina B_{12}

Estes dois nutrientes são essenciais para a produção de hemoglobina, um componente dos glóbulos vermelhos cuja função é transportar oxigênio pela corrente sanguínea, levando-o a todas as células do corpo. O oxigênio é então usado pelas células para produzir a energia necessária para realizar todos os processos metabólicos.

Carne vermelha, aves e peixes são ricos em ferro e vitamina B_{12}, mas como não são consumidos por vegetarianos e veganos, é preciso atenção para garantir que as necessidades alimentares sejam atendidas.

Abatimento e anemia

O ferro é armazenado no fígado e nos músculos, enquanto a B_{12} é retida em quantidades razoáveis no corpo. Contudo, as concentrações de B_{12} costumam se esgotar em três ou quatro anos, e as de ferro, após aproximadamente sete ou oito anos. É por isso que muitos vegetarianos e veganos sofrem de anemia.

Alimentação em primeiro lugar

O consumo regular dos alimentos apresentados na página ao lado previne o esgotamento desses nutrientes.

Tomar suplementos de ferro e B_{12} todos os anos ajuda a evitar essas perdas. Não recomendamos o sulfato ferroso, uma vez que é famoso por seus efeitos colaterais na digestão, como constipação, inchaço e dor abdominal. Use um tipo de ferro mais suave e fácil de absorver, como o fumarato ferroso. Além disso, formas de B_{12} via sublingual são facilmente absorvidas. Ambos os suplementos podem ser encontrados em lojas de alimentos naturais.

Sintomas de anemia

- Fadiga
- Falta de ar
- Sulcos longitudinais nas unhas
- Palidez
- Dores de cabeça
- Tontura
- Depressão
- Dores musculares
- Exaustão após exercícios leves

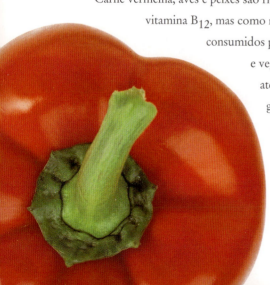

Alimentação vegetariana e vegana

As melhores fontes de ferro

- Broto de feijão
- Espinafre
- Extrato de levedura

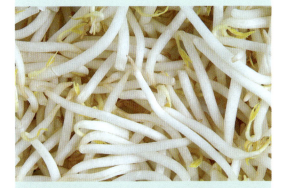

- Frutas secas
- Lentilha
- Melaço

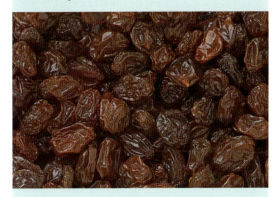

- Salsa
- Sementes de gergelim
- Verduras folhosas

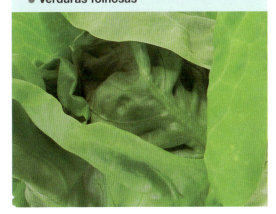

As melhores fontes de B$_{12}$

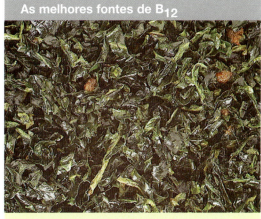

- Algas azul-esverdeadas (espirulina, clorela) e algas marinhas
- Broto de alfafa
- Extrato de levedura

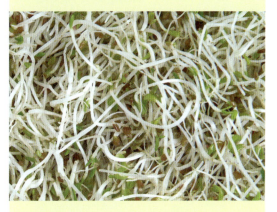

- Laticínios (para vegetarianos)
- Missô
- Molho de soja light
- Ovos (para vegetarianos)
- Tempeh

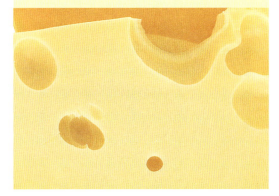

43

Introdução

Os benefícios das dietas vegetariana e vegana

Seguir uma alimentação vegetariana ou vegana saudável e balanceada traz inúmeras vantagens para o seu corpo.

Intestinos saudáveis

Essas dietas são muito mais ricas em fibras solúveis e insolúveis, que são da maior importância para o bom funcionamento do trato digestório. Trilhões de bactérias benéficas povoam os intestinos delgado e grosso, e esses microrganismos amigos se manifestam com uma alimentação rica em fibras. Conforme as bactérias se desenvolvem, nutrem as células da mucosa intestinal. E também ajudam na desintoxicação de hormônios, toxinas e colesterol, e, acima de tudo, ajudam a proteger a mucosa dos intestinos contra o câncer.

Corações felizes

Não há dúvida de que as dietas vegetariana e vegana contêm menos gordura saturada e colesterol do que a alimentação que inclui carne. Altas taxas de gordura e colesterol aumentam o risco de artérias entupidas e sangue espesso, duas coisas que contribuem para as doenças cardíacas. Como o vegetarianismo e o veganismo são ricos em fibras (ajudam a baixar o colesterol), antioxidantes (fortalecem as paredes das artérias) e vitamina E (evita que as gorduras do sangue se tornem muito espessas ou viscosas), oferecem maior proteção contra as doenças cardiovasculares.

Equilíbrio ácido-base ou ácido-alcalino

O corpo humano é muito sensível, e muitos dos processos bioquímicos que ocorrem diariamente são mais eficientes se o corpo estiver em estado alcalino. O alimento ingerido tem grande influência no que chamamos equilíbrio ácido-base. Os produtos animais e derivados do leite, além da cafeína, do álcool, do açúcar e da nicotina, têm efeito acidificante sobre os líquidos e os tecidos do corpo. A natureza, sabiamente, estabeleceu o equilíbrio, produzindo alimentos vegetais alcalizadores para contrabalançar.

Sabemos que algumas doenças degenerativas oportunistas começam a criar raízes quando o corpo fica muito acídico por longos períodos. Os vegetarianos, particularmente os veganos, tendem a apresentar melhor equilíbrio ácido-base e maior proteção contra doenças degenerativas do que os consumidores de carne. É possível complementar a dieta com nutrientes que ajudem a criar um meio mais alcalino, mas, como sempre, é melhor fazer isso sob orientação de um nutricionista.

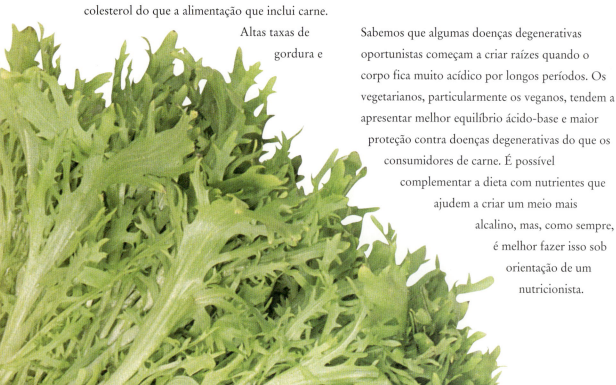

Alimentação vegetariana e vegana

Para ter boa imunidade, pense colorido

Não é apenas o equilíbrio ácido-base que aumenta a proteção contra doenças. As grandes quantidades de frutas, verduras e legumes frescos consumidos por vegetarianos e veganos geram enorme suprimento de antioxidantes e fitonutrientes, e essas substâncias químicas vegetais são muito boas para ativar a imunidade do corpo. Frutas e legumes de cor laranja ou vermelha são ricos em betacaroteno e licopeno, enquanto verduras folhosas verdes têm grande concentração de vitamina C e betacaroteno. Frutas roxas, azuis ou vermelhas contêm proantocianidinas e bioflavonoides; oleaginosas e sementes são ricas em vitamina E, zinco e selênio. E todos esses nutrientes ativam a imunidade e ajudam a combater infecções.

Absolutamente limpo

Infelizmente, em decorrência dos progressos na agricultura intensiva e no processamento de alimentos, muitos grupos alimentares são afetados por produtos químicos que exercem efeitos negativos na saúde do homem. Entre os mais atingidos estão carnes, aves e laticínios, por conterem muitas vezes resíduos de substâncias que estimulam o crescimento, antibióticos, aditivos e conservantes artificiais.

Os efeitos de algumas dessas substâncias na saúde ainda são em grande parte desconhecidos. Consumir carnes e laticínios orgânicos alivia essa carga tóxica, mas abster-se deles por completo resulta em uma existência mais pura.

Os vegetarianos e veganos não evitam totalmente a toxicidade dos alimentos, já que a contaminação

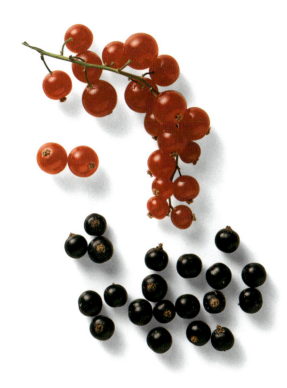

atinge também o mundo vegetal. Algumas frutas, verduras, legumes, leguminosas e grãos vegetais também apresentam resíduos químicos de fertilizantes artificiais, fungicidas e inseticidas. Comprar produtos orgânicos e lavar ou descascar frutas, verduras e legumes frescos ajuda a diminuir a ingestão desses agrotóxicos. Aconselha-se lavá-los em uma mistura de água com 1 colher (sopa) de vinagre, pois muitos aditivos são à base de gordura.

Enzimas que limpam tudo

Tanto o vegetarianismo quanto o veganismo implica comer grandes quantidades de frutas, verduras e legumes, que em si já são repletos de enzimas naturais. Essas enzimas têm duas grandes funções – agem diretamente na digestão, intensificando a quebra dos alimentos; e são absorvidas pelo corpo, onde estimulam a excreção de células mortas e fragmentos do sangue e da linfa, fazendo uma limpeza completa no organismo.

Introdução

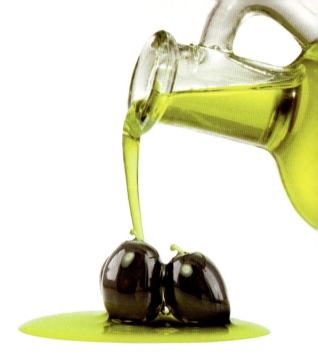

Problemas do vegetarianismo e do veganismo

Pouco óleo?

Os vegetarianos e veganos correm risco de ingerir poucos ácidos graxos essenciais. Os óleos ômega-3, presentes em peixes oleosos, são vitais para o funcionamento do cérebro e do sistema nervoso, e se tornam ainda mais necessários durante a gestação e a amamentação. São importantes para a proteção cardiovascular, para a produção de hormônios e favorecem a saúde do cabelo, da pele e das unhas.

As principais fontes de ácidos graxos essenciais ômega-3 para os que seguem essas dietas são o óleo de linhaça e as algas azul-esverdeadas, por isso é muito importante incluí-los na alimentação diária – de preferência sem serem submetidos à luz ou ao calor.

O óleo de linhaça fica ótimo em arroz integral, batatas assadas ou como ingrediente de molho para salada. Consumir espirulina ou clorela, disponíveis em lojas de produtos saudáveis, complementa a ingestão de ômega-3.

Baixo poder proteico

Se os vegetarianos e veganos não derem a devida atenção à combinação de proteínas nas refeições diárias, as probabilidades de terem deficiência desses nutrientes é muito grande. As proteínas são importantes componentes de ossos, músculos, tecidos conjuntivos, órgãos, cabelos, pele e unhas. Elas também são utilizadas na produção de enzimas, hormônios, células imunológicas e mensageiros químicos que afetam as reações bioquímicas e os processos corporais. A deficiência de proteínas pode se manifestar de diversas formas, como fraqueza muscular e óssea, cabelo, pele e unhas ruins, infecções frequentes e baixa imunidade.

Os aminoácidos também participam da química cerebral, pois são usados para formar neurotransmissores, dopamina, adrenalina, noradrenalina e serotonina. Esses

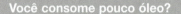

Você consome pouco óleo?

- Você tem pele seca, eczema ou dermatite?
- Tem a sensação de irritação ou areia nos olhos?
- Sente dificuldade para se concentrar?
- Sua memória está pior do que costumava ser?
- Seu cabelo anda seco ou eriçado?
- Sofre de dor ou inflamação?
- Suas unhas estão secas, fracas e lascadas?

Se sua resposta for positiva para mais de três das questões acima, provavelmente você precisa aumentar a ingestão de ômega-3.

Alimentação vegetariana e vegana

neurotransmissores controlam os sentimentos, as emoções, o humor e o sono. A baixa ingestão de aminoácidos, como o triptofano, leva a um desequilíbrio entre os neurotransmissores, gerando ansiedade, nervosismo, depressão, paranoia, manias e insônia. Muitas vezes, a carência de aminoácidos contribui para a progressão de distúrbios alimentares, uma vez que a baixa ingestão de alimentos pode exacerbar transtornos dismórficos corporais e ansiedade por comida.

O que você deve saber sobre laticínios
Para os vegetarianos é muito fácil desenvolver dependência excessiva em relação a derivados do leite, como queijos e iogurtes, elegendo-os como principais fontes de proteínas. No entanto, acreditamos que a diversificação na dieta é de extrema importância.

Lembre-se de obter proteínas de todos os grupos alimentares, alternando o consumo de laticínios. As opções são os derivados do leite de vaca, de ovelha ou de cabra, ou então o leite de soja. Contudo, embora as pessoas achem que todos os produtos de soja sejam saudáveis – e eles realmente são uma boa fonte de proteínas –, muitos deles, especialmente os iogurtes, são repletos de açúcar e aromatizantes, e não condizem com a aura saudável que os envolve. Isso provavelmente tem mais peso para os veganos, que, por não consumirem produtos de origem animal, acabam dependendo mais dos de soja. Dê uma olhada na relação de ingredientes para algumas das alternativas comuns aos laticínios, e você descobrirá que alguns são muito melhores para o seu caso do que outros.

Os benefícios das dietas vegetariana e vegana são muitos, mas elas exigem não só comprometimento, mas também conhecimento e diversificação. É muito fácil cair numa alimentação restrita, o que significaria não ter acesso a todos os nutrientes necessários. É importante ter uma dieta o mais variada possível – consulte a lista dos cem alimentos mais saudáveis (pp. 13-25) e veja quantos itens novos você pode incluir em sua dieta.

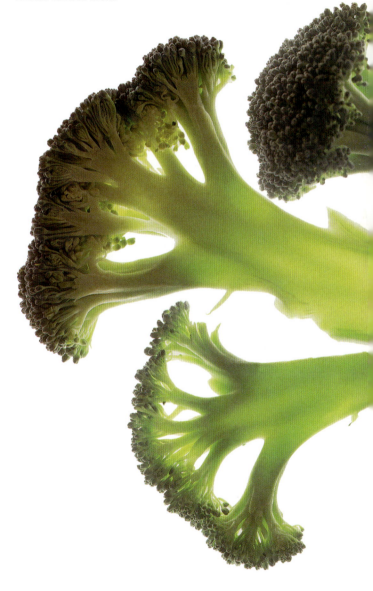

Introdução

vitaminas, minerais e fitonutrientes

Vitaminas

	O que esse nutriente faz?	Alimentos ricos nesse nutriente:	Alguns sinais de deficiência:
Vitamina A – retinol e betacaroteno	A vitamina A é importante para os olhos e para a visão. Contribui para a saúde da pele e protege contra infecções, sobretudo nas membranas mucosas, como as do nariz, da garganta, dos pulmões, da bexiga e da vagina. A vitamina A é um antioxidante ativo, que reduz intoxicações e danos celulares. O betacaroteno, presente nos vegetais, é convertido em vitamina A.	Retinol – óleos de fígado de peixes, fígado, manteiga, queijo, ovos e margarinas fortificadas. Betacaroteno – damasco, manga, mamão, cenoura, batata-doce, abóbora, pimentão vermelho ou amarelo, tomate e verduras folhosas.	Má visão noturna, resfriados frequentes, infecções pulmonares, aftas e cistite. Úlceras bucais e estomacais. Pele ruim, manchas hepáticas e olhos secos e irritados.
B_1 – tiamina	Como a maioria das vitaminas B, a tiamina é necessária para o processo celular que converte a glicose em energia.	Extrato de levedura, carne de boi, miúdos, ervilha, leguminosas, arroz integral, gérmen de trigo, soja, broto de feijão, oleaginosas, abacate, couve-flor e espinafre.	Fadiga, dor de estômago, má digestão, prisão de ventre, depressão, confusão, irritabilidade e insônia.
B_2 – riboflavina	A riboflavina é solicitada como cofator na formação das unidades de energia chamadas ATP. É usada no metabolismo de proteínas e ácidos graxos e na regeneração das membranas mucosas. É essencial para cabelo, pele e unhas.	Extrato de levedura, ovos, leite, fígado, arroz integral, cogumelos, aspargos, brócolis, abacate, couve-de-bruxelas, salmão, atum, gérmen de trigo e oleaginosas.	Fissuras ou feridas nos cantos da boca, olhos vermelhos, sensibilidade à luz, língua dolorida, pele e cabelo ruins, fadiga, depressão e insônia.
B_3 – niacina	A niacina atua em mais de 50 reações metabólicas diferentes, muitas das quais convertem gorduras, proteínas e carboidratos em energia. É necessária para a produção de substâncias no cérebro, como a serotonina, que é responsável pelo bom humor e pela sensação de bem-estar. Essa vitamina B é também importante para a saúde cardiovascular, protege contra inflamações e ajuda a regular a glicemia.	Extrato de levedura, frango, peru, carne bovina, leite, ovos, amendoim, broto de feijão e gérmen de trigo.	Problemas mentais, como demência, depressão, ansiedade, irritabilidade e alterações de humor. Pressão, colesterol e triglicérides altos. Pele, cabelo e unhas ruins. Problemas inflamatórios, como artrite.
B_5 – ácido pantotênico	É utilizado durante a conversão de carboidratos em energia. Em épocas de estresse, essa vitamina é necessária para auxiliar as glândulas adrenais e produzir esteroides ou hormônios do estresse. Entre as muitas funções da B_5 estão a formação de anticorpos, manutenção da saúde do sistema nervoso, do cabelo, da pele e das unhas.	Grãos integrais, gérmen de trigo, rim, fígado, verduras e legumes verdes, oleaginosas, frango e melaço.	Baixa capacidade de lidar com o estresse. Dor de cabeça, fadiga, agitação ou coceira nas pernas e queimação nos pés, formigamento nos braços e nas pernas.

Vitaminas, minerais e fitonutrientes

	O que esse nutriente faz?	Alimentos ricos nesse nutriente:	Alguns sinais de deficiência:
B$_6$ – piridoxina	A vitamina B$_6$ há tempos foi associada a questões de saúde feminina em virtude de sua relação com o metabolismo do estrogênio e o equilíbrio hormonal. Também está envolvida na produção dos neurotransmissores responsáveis pela manutenção da glicemia, do sistema nervoso e da formação de glóbulos vermelhos. Previne altas taxas de homocisteína.	Extrato de levedura, frango, carne bovina, de cordeiro, gema de ovo, soja, banana, abacate, repolho, couve-flor, ameixa seca, nozes, leguminosas e arroz integral.	Depressão, confusão mental, TPM, problemas de fertilidade, alterações de humor, irritabilidade, formigamento nas mãos e nos pés e problemas para recordar os sonhos.
B$_{12}$ – cianoco-balamina	Essencial para a formação de glóbulos vermelhos saudáveis. Previne altas taxas de homocisteína, geralmente ligadas a problemas cardíacos. É necessária para o isolamento das fibras nervosas.	Fígado, rim, marisco, ostra, caranguejo, salmão, sardinha, gema, lagosta, vieira, peixe-espada, atum, grãos de soja fermentados (tempeh) e frango.	Anemia perniciosa, tontura, palidez, dormência, formigamento, sensibilidade na língua, dores menstruais, fadiga cerebral e degeneração dos nervos.
Biotina	É usada na conversão de gorduras, carboidratos e proteínas em energia. É importante para cabelo e pele, bom funcionamento do sistema nervoso e produção de neurotransmissores. Participa do metabolismo do ácido fólico, transformando-o em sua forma ativa.	Arroz integral, oleaginosas, frutas, gema de ovo, fígado e rim.	Depressão, fadiga, falta de apetite, queda de cabelo, cabelo branco precoce e pele seca.
Vitamina C	Tem fortes propriedades antioxidantes e protege as células e o sangue dos radicais livres. A vitamina C ajuda a reconstituir e regenerar a capacidade antioxidante da vitamina E. Como importante nutriente para a formação do colágeno, a vitamina C ajuda a formar artérias, capilares, ossos, pele, cabelo, unhas, dentes, cartilagens, tendões e tecidos conjuntivos fortes e flexíveis. Combate os efeitos do estresse por ser utilizada na síntese e na liberação dos hormônios do estresse. Por participar da síntese de neurotransmissores, como a serotonina, influencia o humor. A presença de vitamina C nos intestinos aumenta bastante a absorção de ferro. Melhora a resistência ao estimular as células imunológicas a combater infecções e ao quelar os metais pesados do corpo. Além disso, protege o sistema cardiovascular ao influenciar a eliminação do colesterol.	Limão-taiti, limão-siciliano, laranja, tangerina, grapefruit, groselha preta, groselha espinhosa, goiaba, kiwi, lichia, mamão, framboesa, salsa, espinafre, ervilha-torta, ervilha, brócolis, couve-de-bruxelas, repolho, couve-flor, couve, pimentas e agrião.	Resfriados e infecções frequentes, pele, cabelo e unhas fracos, má cicatrização e sangramento das gengivas.

Introdução

	O que esse nutriente faz?	Alimentos ricos nesse nutriente:	Alguns sinais de deficiência:
Vitamina D – colecalciferol	Sua principal função é no metabolismo do cálcio. Ela aumenta a absorção de cálcio e fósforo nos intestinos, e também melhora o depósito de cálcio nos ossos.	Peixes oleosos, fígado, gema de ovo, queijo, leite e margarinas fortificadas. O corpo produz vitamina D na pele que é exposta à luz do sol.	Fraqueza e malformação dos ossos (principalmente em crianças), cáries dentárias, fraqueza e espasmos musculares.
Vitamina E – tocoferol	Poderoso antioxidante que trabalha junto com a vitamina C e o selênio para proteger as células corporais dos efeitos nocivos dos radicais livres e das toxinas. Protege o sistema cardiovascular, evitando que os lipídeos do sangue se oxidem e fiquem viscosos. Também protege os tecidos do corpo contra o envelhecimento prematuro, tem propriedades anticancerígenas e é fortemente associado à fertilidade.	Gérmen de trigo, óleo de cártamo, abacate, amêndoas, sementes de girassol, sementes de gergelim, nozes-pecãs, castanhas de caju, batata-doce, atum, azeite de oliva, ovos, manteiga e verduras folhosas verdes.	Pressão alta, aterosclerose, trombose, falta de tônus da pele e problemas de fertilidade.
Ácido fólico	O ácido fólico também previne níveis excessivos de homocisteína. Necessário para a formação de glóbulos vermelhos e para o equilíbrio do sistema nervoso, é utilizado na produção dos neurotransmissores que controlam o sono, a dor e o humor. É muito importante na gravidez por seus efeitos sobre a síntese de proteínas, e para a prevenção de espinha bífida.	Verduras folhosas verdes, feijão-roxo, brócolis, beterraba, couve-flor, ervilha, ervilha-torta, batata-doce, aspargos, arroz integral e feijão-de-lima.	Anemia, fadiga, falta de ar, depressão, irritabilidade, confusão mental e insônia.
Vitamina K – filoquinona	Essa vitamina é importante para a formação de protrombina, um componente do sangue responsável pela coagulação no local de um ferimento ou corte.	Repolho, couve, espinafre, salsa, brócolis, iogurte, alga marinha kelp, peixes oleosos e batata. Uma grande quantidade da altamente absorvível vitamina K é produzida pelas bactérias vivas do intestino.	Má cicatrização, má coagulação, sangramentos nasais e facilidade para se ferir.

Minerais

	O que esse nutriente faz?	Alimentos ricos nesse nutriente:	Alguns sinais de deficiência:
Boro	Tem grande papel no metabolismo de carboidratos, gorduras e cálcio. Esse mineral ajuda a reduzir inflamações, protege os tecidos conjuntivos e tem influência na densidade óssea.	Água, leguminosas e a maioria das frutas, verduras e legumes.	Baixa densidade óssea e dificuldade para perder peso.
Cálcio	O cálcio dá estrutura e força ao sistema esquelético. Tem grande papel na transmissão de impulsos nervosos e na contração muscular. Participa também da coagulação do sangue e da regulação da pressão sanguínea.	Espinafre, quiabo, couve, brócolis, tofu, sardinha, arenque novo, anchova, iogurte, queijo cottage, amêndoas, avelãs, sementes de girassol, sementes de gergelim e ervilha.	Baixa densidade óssea, cáries dentárias, cãibras ou espasmos musculares, constipação ou diarreia e contorções.

Vitaminas, minerais e fitonutrientes

	O que esse nutriente faz?	Alimentos ricos nesse nutriente:	Alguns sinais de deficiência:
Cromo	O cromo é um componente do "fator de tolerância à glicose", que influencia o equilíbrio das taxas de açúcar no sangue pelo metabolismo de insulina. Além disso, está ligado ao sistema cardiovascular, já que tem efeito positivo sobre as taxas de colesterol.	Gema de ovo, melaço, rim, grãos integrais, oleaginosas, champignons e aspargos.	Irritabilidade, necessidade de comer açúcar e doces, alterações de humor, sede, sudorese, formigamento nos pés e nas mãos, tontura e quedas de energia.
Enxofre	Confere estabilidade e força às estruturas de proteínas, agindo como uma ponte, unindo cadeias de proteínas na formação de células e tecidos. É importante para a saúde do cabelo, da pele, das unhas e dos ossos e também para desintoxicar o fígado e em reações anti-inflamatórias.	Peixe, ovos, repolho, cebola e alho.	Cabelo, pele e unhas não saudáveis.
Ferro	O ferro é o principal componente da hemoglobina dos glóbulos vermelhos. A hemoglobina capta, transporta e libera oxigênio para todas as células do corpo. Sem oxigênio, as células não conseguem "respirar", produzir energia ou realizar suas funções. O ferro é importante também para a imunidade.	Espinafre, couve, lentilha, arenque novo, sardinha, pitu, fígado, rim, carne de cervo, biscoito de aveia, pão de centeio, gérmen de trigo, quinoa, agrião, sementes de gergelim e castanhas de caju.	Anemia, palidez, energia baixa e falta de ar.
Fósforo	Todas as células do corpo possuem fosfolipídeos na membrana constituída de fósforo, gordura e proteína. Assim, é um elemento vital para todas as células e tecidos do corpo. O cérebro e o sistema nervoso contêm grandes concentrações de fosfolipídeos, o que torna esse nutriente vital para o seu bom funcionamento. O fósforo é usado para ativar as vitaminas B e trabalha com o cálcio e o magnésio para melhorar a densidade óssea.	Agrião, alho, couve-de-bruxelas, sementes de gergelim, amêndoas, castanhas-do-pará e castanhas de caju.	Fraqueza, rigidez nas articulações e ossos frágeis.
Iodo	O iodo é o principal componente do hormônio tiroxina, que influencia nosso ritmo metabólico, ou seja, a velocidade com que todos os processos corporais acontecem.	Algas marinhas, algas kelp, frutos do mar e alho.	Aumento de peso, constipação, baixa energia, sensibilidade ao frio, mãos e pés frios e pele seca.
Magnésio	O magnésio é importante para muitos sistemas enzimáticos envolvidos na conversão de gorduras, proteínas e carboidratos em energia. Estimula o relaxamento muscular e trabalha junto com o cálcio para ativar a transmissão nervosa. É crucial para o adequado funcionamento do coração e dos intestinos. A presença de magnésio	Espinafre, couve, quiabo, brócolis, ervilha, anchova, arroz integral, quinoa, biscoito de aveia, figo, sementes de girassol, sementes de gergelim, amêndoas, castanha-do-pará, pitu e lentilha.	Câibras, incapacidade de lidar com o estresse, palpitações, constipação, insônia, ansiedade, baixa densidade óssea, cáries dentárias e pressão alta.

Introdução

	O que esse nutriente faz?	Alimentos ricos nesse nutriente:	Alguns sinais de deficiência:
Magnésio	capacita o corpo a depositar cálcio nos ossos e nos dentes, o que o torna um mineral fundamental para a densidade óssea. É um dos nutrientes aliviadores de estresse por ativar as glândulas adrenais. Esse mineral participa da produção de muitos hormônios corporais, inclusive os sexuais.		
Manganês	Esse nutriente é cofator em mais de 20 sistemas enzimáticos que influenciam o crescimento e a regeneração dos tecidos, as funções do sistema nervoso, a produção de energia, o controle da glicemia, a produção de hormônios femininos e de tiroxina e a densidade óssea. É vital para a proteção e desintoxicação celular porque estimula o sistema antioxidante, superóxido dismutase (SOD). Esse mineral está intimamente ligado à proteção e formação do líquido sinovial nas articulações.	Lentilha verde e marrom, pão de centeio, gérmen de trigo, arroz integral, farinha de aveia, quinoa, trigo-sarraceno, pinoli, nozes-pecãs, amêndoas, sementes de gergelim, avelãs, abacaxi e macadâmias.	Falta de controle da glicemia, fertilidade reduzida e dores nas articulações.
Molibdênio	Ajuda o corpo a aproveitar o ferro. É importante também para eliminar metais pesados e substâncias petroquímicas.	Porco, cordeiro, lentilha, vagem e tomate.	Cárie dentária, dor nas articulações e maior suscetibilidade aos efeitos da poluição.
Potássio	É um importante eletrólito, pois ajuda a controlar o equilíbrio de água. Estimula as contrações musculares e as transmissões nervosas. O potássio é usado pelas células com o objetivo de reagir à tiroxina, o hormônio que controla nosso ritmo metabólico.	Agrião, batata, kiwi, figo, banana, abacate, espinafre, batata-doce, pastinaca, cebola, rabanete, alho, aipo, couve-flor, broto de feijão, abobrinha, brócolis, lentilha, pistaches, amêndoas, avelãs, amendoim, aspargo, vieira e painço.	Agulhadas, fraqueza muscular, pressão baixa, sede, celulite, palpitações e constipação.
Selênio	Tem a reputação de dar grande proteção contra o câncer. Esse mineral é um dos componentes de proteção importantes para a desintoxicação do corpo e tem forte ação antioxidante. Protege contra intoxicações por metais pesados.	Cogumelos, feijão-roxo, lentilha marrom e verde, homus, pitu, lagosta, feijão-fradinho, caranguejo, rim, arroz, truta, peixe-espada, sardinha, arenque, carapau, linguado, bacalhau, atum, integral, fígado, cebola, castanhas-do-pará, sementes de girassol e de gergelim e castanhas de caju.	Maior risco de câncer, má função imunológica e sinais de envelhecimento prematuro.
Zinco	O zinco está envolvido no armazenamento e na atividade da insulina, o que faz dele um mineral importante para o controle glicêmico. É vital também para a imunidade, por ser necessário à formação e ativação das células T e no combate aos vírus. É bom para o tônus da pele e para o desenvolvimento e a regeneração das células. Participa da produção de hormônios sexuais.	Ervilha, tofu, grão-de-bico, mexilhão, caranguejo, pitu, lagosta, lula, sardinha, anchova, fígado, rim, frango, peru, aveia, arroz integral, gérmen de trigo, quinoa, macarrão de trigo-sarraceno, carne de cordeiro magra, carne bovina magra, pinoli, castanhas de caju e sementes de abóbora.	Infecções frequentes, tônus da pele ruim, irritabilidade, alterações de humor, quedas de energia, problemas de fertilidade, TPM e problemas de cicatrização.

Vitaminas, minerais e fitonutrientes

Fitonutrientes

	O que esse nutriente faz?	Alimentos ricos nesse nutriente:	Alguns sinais de deficiência:
Bioflavonoides	Essas substâncias químicas vegetais funcionam como poderosos antioxidantes, neutralizando os radicais livres e as toxinas nocivas, evitando a deterioração das células. Fortalecem as paredes dos capilares, evitam que o sangue engrosse demais e são ótimas para a saúde cardiovascular. Os bioflavonoides também auxiliam na eficácia da vitamina C no corpo.	Frutas cítricas, frutas vermelhas e roxas, verduras e legumes muito coloridos.	Infecções frequentes, como resfriados e gripes, veias varicosas e sistema imunológico fraco em geral.
Fitoesteroides	Auxiliam no funcionamento adrenal, ajudam a combater os efeitos da exposição prolongada ao estresse, ajudam as funções imunológicas, protegem o sistema cardiovascular e amenizam inflamações.	Oleaginosas, sementes, leguminosas e cogumelos.	Problemas imunológicos contínuos, infecções frequentes, asma, artrite e eczema.
Fitoestrogênio	Substância química vegetal com estrutura similar à do estrogênio. É essa semelhança que lhe permite adaptar-se aos receptores celulares e exercer efeito de estrogênio nas células corporais. Os fitoestrogênios são considerados moduladores de estrogênio. Quando os níveis de estrogênio estão muito baixos, eles se fixam nos receptores e concluem a atividade estrogênica necessária. Mas quando a exposição a estrogênios sintéticos fortes é muito grande, os fitoestrogênios nos receptores bloqueiam a atividade dos estrogênios sintéticos e inibem a atividade estrogênica natural do corpo.	Erva-doce, leite de soja, tofu, tempeh, molho de soja, linhaça, aveia, aipo, alfafa.	TPM, endometriose, ovários policísticos, menopausa, osteoporose e câncer de próstata.

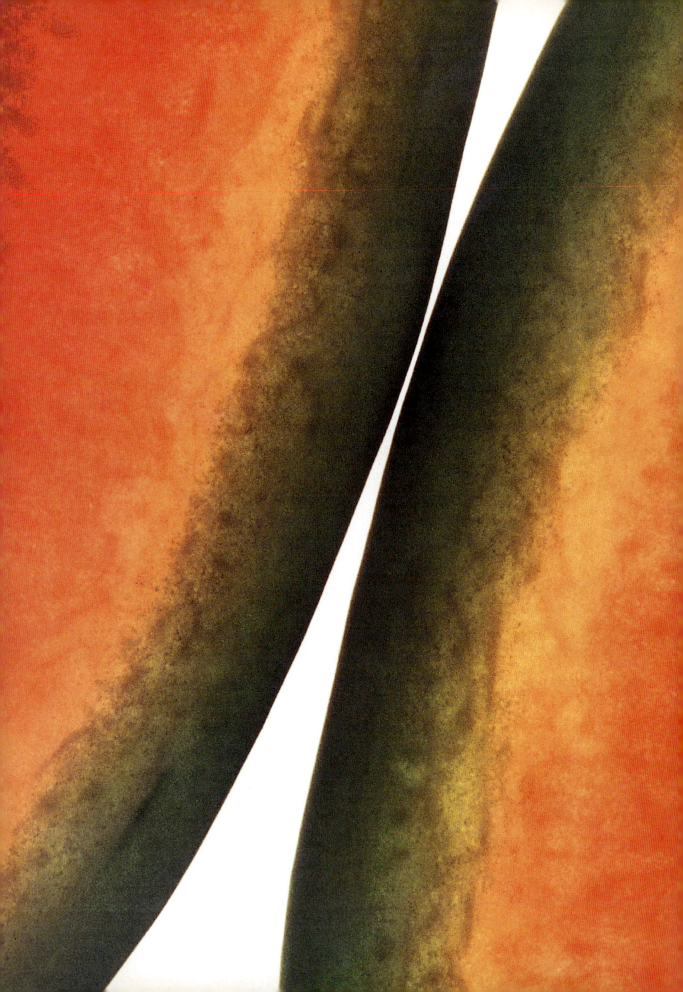

parte 1
Energia e emoções

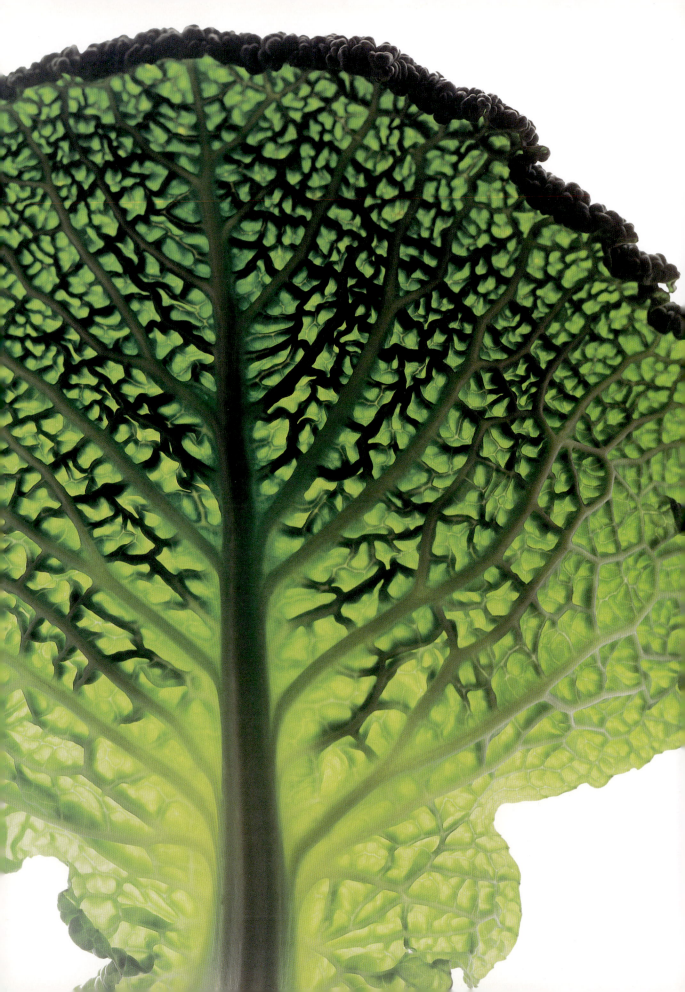

boa alimentação, bom humor

Os alimentos que ingerimos são usados para produzir a energia que cada função corporal necessita – desde falar e andar até fazer a digestão e respirar. Mas então por que estamos sempre reclamando de falta de energia ou de estarmos irritados e apáticos? A resposta está nos alimentos que compõem nossa dieta.

Ativar a energia

Assim como necessitamos da água e do ar, a ingestão regular de alimentos é essencial para obtermos energia para a realização de movimentos, respiração, regulação cardíaca, circulação sanguínea e raciocínio. O incrível é que até mesmo durante o sono nosso cérebro utiliza aproximadamente 50 por cento da energia gerada por aquilo que comemos, e muito mais do que isso quando estamos realizando alguma atividade mental, como num período de trabalho mais intenso, ou realizando uma prova. Mas de que maneira aquilo que comemos se transforma em energia?

O processo digestivo, descrito em detalhes na seção sobre digestão (pp. 85-95), quebra todos os carboidratos em moléculas individuais de glicose, que então são transportadas através das paredes dos intestinos para a corrente sanguínea. Essa glicose é levada ao fígado, onde é filtrada e armazenada, pronta para ser usada. No cérebro, a glândula pituitária controla a secreção de hormônios pelo pâncreas e pela adrenal, estimulando o fígado a liberar a glicose de volta à corrente sanguínea para ser levada às células, aos órgãos e músculos que dela necessitem.

Chegando ao órgão de destino, a glicose entra em células individuais, onde é convertida em unidades de energia chamadas ATP, usadas pelas células.

Para aumentarmos nossa energia, devemos incluir certos alimentos em nossa dieta, especialmente os que estimulam o metabolismo e mantêm constantes os níveis de energia. Para compreendermos de que forma esses alimentos nos beneficiam, precisamos considerar os fatores a seguir.

De que modo a comida se transforma em energia?

As células contêm diversas mitocôndrias. Nelas, as partes constituintes do alimento são submetidas a várias reações químicas, produzindo energia como ATP. Assim, cada célula age como uma minúscula usina de força. É interessante observar que a quantidade de mitocôndrias que temos em cada uma das células depende de quanta energia precisamos. Se nos exercitamos regularmente, a quantidade de mitocôndrias aumenta para atender

À ESQUERDA O repolho contém os minerais necessários para a concentração e o bom humor.

Energia e emoções

à demanda por maior produção de energia. Inversamente, um estilo de vida sedentário leva a menos eficiência na produção de energia, bem como a um número menor de mitocôndrias. Essas reações químicas exigem a presença de grande quantidade de nutrientes (vitaminas B, vitamina C e magnésio), cada um especificamente para uma parte distinta do processo de produção de energia (veja Alimentos energéticos, p. 61). Além da importância do teor nutritivo específico de cada alimento, é vital ingerir determinados tipos de alimentos. Para manter a energia é necessária a ingestão equilibrada de carboidratos complexos, ácidos graxos essenciais e proteínas.

fígado e nos músculos em forma de glicogênio, que pode ser revertido novamente à forma de glicose quando necessário. Durante a reação de "luta ou fuga" (veja p. 59), o glicogênio é liberado na corrente sanguínea para disponibilizar energia extra para o corpo.

Equilíbrio entre proteínas e carboidratos

Ao mesmo tempo em que a alimentação de todas as pessoas deve conter carboidratos e proteínas, a proporção entre ambos varia para cada indivíduo de acordo com seu estilo de vida. Descobrir seu equilíbrio pessoal só é possível por tentativa e erro, contudo as quantidades apresentadas na tabela ao lado, podem servir de referência.

É fundamental reduzir ao mínimo os fatores alimentares que privam o corpo de energia ou interferem em sua produção. Todos esses alimentos estimulam o hormônio adrenalina.

É importante manter a taxa de glicose em nível constante para permanecer concentrado e vigilante (veja Controle da glicemia, pp. 60-64). Para isso, é preciso comer alimentos de baixo teor glicêmico. E acrescentar proteínas e fibras a cada refeição ou lanche ajuda a manter boa energia ao longo do dia.

Carboidratos e glicose

A energia que obtemos dos alimentos geralmente vem mais dos carboidratos que de proteínas e gorduras. Isso porque aqueles são mais facilmente convertidos em energia e, consequentemente, mais acessíveis para que o corpo os use para produzir energia.

A glicose pode ser transformada em energia instantânea, e qualquer excesso é armazenado no

O consumo de proteínas merece cuidado. Ele deve ser feito sempre em combinação com carboidratos complexos de alta qualidade, como grãos integrais ou verduras e legumes de qualidade. O excesso de proteínas deixa o corpo em estado ácido, quando deveria ficar levemente alcalino. Os sistemas tampão internos do corpo trabalham para que ele mude do estado ácido para o alcalino liberando cálcio dos ossos. Isso, com o tempo, pode comprometer a saúde dos ossos, levando à osteoporose, doença que torna as fraturas muito comuns.

Experimente aumentar um pouco a ingestão de proteínas e reduzir a de carboidratos, ou vice-versa, até sentir que está com mais energia e que ela se mantém.

Seu estilo de vida	Do que você precisa (relação entre proteínas e carboidratos)
INATIVO **Idoso, sedentário, em recuperação**	**proteína 1 : 2 carboidrato**
MAIS ATIVO **Trabalha em escritório, lojista, dona de casa**	**proteína 1 : 1 ½ carboidrato**
ATIVO **Exercita-se regularmente, mãe que trabalha fora, estudante**	**proteína 1 : 1 ¼ carboidrato**
MUITO ATIVO **Atleta, fisiculturista, bailarino**	**proteína 1 : 1 carboidrato**

Necessidades energéticas ao longo da vida

Em diversos momentos da vida precisamos de mais energia. Na infância, por exemplo, necessitamos de energia para crescer e aprender; já na adolescência, ela é solicitada pelas mudanças físicas e hormonais pelas quais o corpo passa. Na gestação, mãe e bebê solicitam mais o estoque de energia, e ao longo da vida gastamos a energia excedente em momentos de estresse. Além disso, se sua vida é ativa e/ou seu trabalho não é sedentário, você precisa de mais energia que as pessoas inativas.

Ladrões de energia

É fundamental reduzir ao mínimo os fatores alimentares que privam o corpo de energia ou interferem na sua produção, como álcool, chás, café e bebidas gasosas, além de bolos, biscoitos e doces. Todos esses alimentos estimulam o hormônio adrenalina, produzido pelas glândulas adrenais. Sua produção ocorre principalmente quando o corpo percebe uma ameaça ou um desafio – a chamada síndrome de "luta ou fuga" – para se preparar para a ação. Como resultado, o coração bate mais rápido, os pulmões aspiram mais ar, o fígado libera mais glicose na corrente sanguínea e o sangue se desvia de áreas não vitais para aquelas onde terá mais utilidade, como as pernas. Se a adrenalina é constantemente produzida em excesso por conta de alimentos estimulantes ou estresse emocional, pode ocorrer fadiga generalizada.

O estresse também rouba energia, uma vez que estimula a liberação de glicose armazenada pelo fígado e pelos músculos, proporcionando energia instantânea, mas fadiga a longo prazo, já que os estoques de energia são sempre esgotados. Durante a reação de "luta ou fuga", o fígado libera glicogênio (açúcares armazenados) no sangue, elevando a glicemia. Assim, a exposição prolongada ao estresse pode desregular completamente as taxas de açúcar no sangue. Da mesma forma, cafeína e estimulantes como a nicotina em cigarros também aumentam a glicemia, sobrecarregando as glândulas adrenais – isso libera dois hormônios, cortisol e adrenalina, que influenciam o processo digestivo e levam o fígado a liberar o glicogênio armazenado.

Alimentos que dão energia
Os alimentos energéticos mais importantes são aqueles ricos em vitaminas do complexo B, que compreendem as vitaminas B_1, B_2, B_3, B_5, B_6, B_{12}, B_9 (ácido fólico) e biotina. Todas são encontradas em abundância nos grãos integrais do painço, do arroz integral, do trigo-sarraceno, do centeio, da quinoa (um grão sul-americano que está cada vez mais acessível), do milho e da cevada. Quando esses grãos são germinados, seu quociente de energia se multiplica, uma vez que a atividade enzimática envolvida no processo de germinação aumenta seu valor nutritivo. As vitaminas do complexo B também estão presentes em verduras frescas.

Outros nutrientes necessários para a produção de energia são a vitamina C, encontrada em frutas, verduras e legumes, como laranja, batata e pimentão; o magnésio, presente em verduras, oleaginosas e sementes; o zinco, na gema do ovo, nos peixes e nas sementes de girassol; o ferro, abundante em grãos, sementes de abóbora e lentilha; o cobre, parte constituinte de castanhas-do-pará, aveia, salmão e cogumelos; e a coenzima Q10, presente na carne bovina, na sardinha, no espinafre e no amendoim.

Controle da glicemia
Quantas vezes você não acordou se sentindo grogue, mal-humorado e com vontade de dormir mais umas horinhas? Você não se sente pronto para começar o dia. Ou então, após ter-se passado parte da manhã, se pergunta como sobreviverá até a hora do almoço. Pior ainda, quantas vezes não se sentiu exausto no meio da tarde, sabendo que ainda terá mais algumas horas de trabalho e depois precisará enfrentar o trânsito na volta para casa e preparar o jantar? Aí você se pergunta: "Onde foi parar toda aquela energia que eu tinha?"

A fadiga constante e a falta de energia têm muitas causas, mas muito comumente resultam de uma alimentação ruim e/ou irregular e do consumo cada vez maior de estimulantes para "ir levando" até o fim do dia. Depressão, irritabilidade e alterações de humor, assim como tensão pré-menstrual e acessos de raiva, ansiedade e nervosismo podem decorrer de desequilíbrios na produção de energia, carência de nutrientes e adoção frequente de dietas da moda.

Ao compreender os princípios da produção de energia no corpo, descobrimos como, em um período de tempo incrivelmente curto, conseguir um grau mais alto e constante de energia durante todo o dia além de um sono restaurador durante a noite.

Açúcares simples e complexos
O açúcar presente nos alimentos se apresenta em forma de açúcar complexo. O corpo tem bastante trabalho para quebrar esses açúcares complexos em sua unidade mais simples, a glicose. Tal processo libera lentamente a glicose na corrente sanguínea, de maneira controlada.

O corpo retém cerca de 1 colher (chá) de glicose na corrente sanguínea a qualquer hora. Se sua glicemia fica abaixo ou acima disso, pode ser que você apresente irritabilidade, alterações de humor,

Boa alimentação, bom humor

Alimentos energéticos – simples como o ABC

Existem três classificações distintas para os alimentos energéticos – A, B e C. Os pertencentes ao grupo A são os mais efetivos. Os do grupo B fornecem bom nível de energia, mas não tanto quanto os anteriores. Já os alimentos do grupo C são "pobres" em energia: você sente uma energia repentina, mas que passa rapidamente. Quando estiver numa fase em que precisa de mais energia, tente fazer várias pequenas refeições ao longo do dia que incluam carboidratos e proteínas dos dois primeiros grupos.

Alimentos do grupo - A

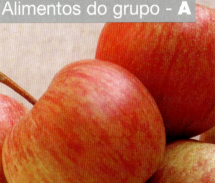

- **Carboidratos complexos**
  Grãos integrais, como aveia, cevada, arroz integral, painço, pão de centeio, pão de milho
- **Legumes e verduras**
  Concentrados, como brócolis, couve-flor, couve-de-bruxelas, cogumelos, nabo, cenoura (sobretudo crua), aspargos, alcachofra, espinafre
- **Frutas**
  Abacate, maçã, pera, abacaxi, frutas vermelhas – morango, framboesa, amora, cereja
- **Proteínas**
  Peixes, como salmão, atum, arenque e carapau, algas marinhas, ovos, tofu, amêndoas, castanhas-do-pará, sementes de girassol, sementes de abóbora, linhaça, sementes e grãos germinados, feijão-branco e feijão-de-lima, grão-de-bico, lentilha e soja

Alimentos do grupo - B

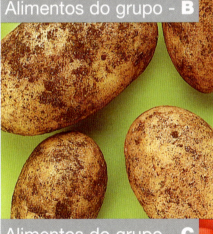

- **Carboidratos complexos**
  Trigo-sarraceno, arroz vermelho macrobiótico, arroz selvagem, aveia
- **Legumes e verduras**
  Batata, batata-doce, milho, abóbora, beterraba, pimentão, arroz selvagem, inhame, agrião, verduras folhosas
- **Frutas**
  Pêssego, damasco, manga, mamão, banana
- **Proteínas**
  Feijão-roxo, feijão-preto, ervilha desidratada/partida, amêndoas, frango, carne de caça, peru, veado, pasta de oleaginosas, iogurte, queijo cottage

Alimentos do grupo - C

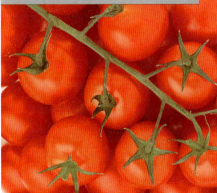

- **Carboidratos complexos**
  Massas, pães e arroz brancos, macarrão de arroz e de ovos
- **Legumes e verduras**
  Ervilha fresca, abobrinha, pepino
- **Frutas**
  Tomate, ameixa seca, todas as frutas secas, uva, figo
- **Proteínas**
  Derivados do leite, carne de boi, de cordeiro e de vitela

61

Energia e emoções

vontade súbita de comer doces, sede, dor de cabeça, queda de energia e tontura. Uma alimentação rica em carboidratos pode gerar oscilações de glicemia – acrescentar fibras e proteínas à alimentação ajuda a reduzir esses índices.

Quando o alimento é digerido e absorvido pela corrente sanguínea, hormônios acionam o pâncreas para que libere insulina para ajudar a transportar a glicose através das membranas celulares. Se a concentração de açúcar (glicose) na corrente sanguínea está além da que o corpo necessita, o excedente é enviado ao fígado para ser armazenado até ser solicitado.

A maioria dos alimentos produzidos em grande escala, fast-foods, cereais, bolos, doces, biscoitos e refrescos está cheia de açúcares simples, que vão direto para a corrente sanguínea, elevando as taxas de glicemia subitamente. O pâncreas reage liberando grande dose de insulina, que acaba transportando boa parte da glicose do sangue para as células, baixando demais a glicemia. Isso resulta nos altos e baixos pelos quais muitas pessoas passam depois de comer um doce. Uma barra de chocolate pode ser ótimo estimulante, fornecendo rápida dose de energia, mas num espaço curto de tempo a pessoa se sente mais letárgica do que estava antes de comer o chocolate. Essa reação do pâncreas é conhecida como hipoglicemia reativa.

dica de nutrição

Beber chá ou café para "dar uma acordada" gera um estresse desnecessário e fornece apenas uma energia fugaz. Em vez disso, beba chá-verde, que tem baixo teor de cafeína e possui grande ação antioxidante, ou suco de laranja diluído.

Por um prolongado período de tempo, isso pode levar ao desenvolvimento de diabetes tipo 2, a menos que haja mudanças na alimentação. A produção e liberação de insulina pelo pâncreas é iniciada pela vitamina B_3 (niacina) e pelo cromo (mineral), que trabalham em conjunto. É muito comum haver deficiência de cromo em pessoas que sofrem de hipoglicemia reativa e nas que se alimentam mal, uma vez que o pâncreas fica sobrecarregado e exaurido.

A verdade sobre a insulina

Tanto a insulina quanto a glicose são altamente oxidantes, o que significa que são capazes de prejudicar as células e os tecidos corporais. Quando a insulina e a glicose atingem concentrações excessivas no sangue, podem ocorrer danos às células sanguíneas, ao tecido ocular e ao líquido sinovial. A alta taxa de insulina também está relacionada com problemas como obesidade, doença cardíaca e síndrome do ovário policístico.

Açúcar traiçoeiro

O açúcar é o maior perturbador dos processos de produção de energia do corpo. Além disso, é insidioso. Não está presente apenas em alimentos óbvios como doces, bolos e refrigerantes, mas também está escondido em muitos outros produtos como comidas prontas, molhos, pães, pizzas e na maioria dos cereais. O açúcar está por toda parte.

Para saber a quantidade de açúcar de uma comida ou bebida que você consome regularmente, basta dar uma olhada no rótulo. Os ingredientes estão relacionados por ordem de quantidade. Numa barra de chocolate, você verá que o açúcar é o ingrediente mais abundante, enquanto o cacau está lá embaixo na lista. No final das contas, é uma barra de chocolate ou de açúcar? Nas embalagens de alimentos prontos, você perceberá que o açúcar quase sempre está presente. Vale a pena questionar por que o açúcar é usado em alguns pratos – se fosse preparar o mesmo alimento em casa, não acrescentaria o ingrediente, então por que os fabricantes o fazem? O motivo é muito simples: eles colocam açúcar porque é relativamente barato e proporciona um conhecido e supostamente intenso sabor – mas, como nutricionistas, afirmamos que seu uso é desnecessário.

É surpreendente quanto de açúcar está escondido em alimentos que consideramos saudáveis, como iogurte, alguns sucos de frutas, legumes enlatados e outras verduras. Mesmo as formas mais naturais de açúcar, como mel e melaço, perturbam o equilíbrio glicêmico. Comer alimentos que contêm açúcar eleva a taxa de glicose no sangue, interfere na liberação de insulina e sobrecarrega o corpo.

O álcool age como um açúcar simples, pois é absorvido pela corrente sanguínea através do estômago. É por isso que quando bebemos com o

Para ser mais consciente em relação ao açúcar, evite-o por duas semanas. Passado esse tempo, tente comer 1 colher cheia de açúcar refinado – o gosto parecerá absurdamente doce e fará com que perca a vontade de comer açúcar por um bom tempo.

Açúcar de manhã, açúcar à noite

Geralmente, não fazemos a menor ideia de quanto açúcar ingerimos, uma vez que ele está presente em muitos alimentos sem que desconfiemos. Analisemos um dia normal: no café da manhã ocidental de cereais, pãozinho e café, o açúcar está presente em pelo menos dois dos três itens. Isso vale também para um típico lanchinho no meio da manhã, composto de bolachas e bebida em lata. Se o almoço for um sanduíche, uma barra de cereal e outra bebida enlatada, haverá açúcar no pão, possivelmente no recheio, na barra de cereal e na bebida. Atacar um lanchinho de biscoitos, chocolate e chá acumula ainda mais açúcar. Mesmo o jantar, se for uma massa com molho pronto, ou então uma comida pronta, terá alto teor de açúcar.

estômago vazio o efeito é tão rápido: o álcool vai direto para o cérebro, afetando a fala e o discernimento e provocando perda de equilíbrio e incoerência. Se tiver a intenção de consumir bebida alcoólica, coma algo antes, pois isso vai reduzir a liberação de álcool na corrente sanguínea. Beber e dirigir, no entanto, mesmo que você tenha ingerido algum alimento, é perigoso, além de ilegal.

A maioria das frutas é digerida rapidamente, sobretudo quando consumidas com o estômago vazio, e pode ter efeito semelhante ao do açúcar em relação ao equilíbrio glicêmico, ainda que em menor grau. Portanto, as pessoas que sofrem oscilações de energia e de humor e fadiga seriam imprudentes ao seguir dietas em que as frutas são ingeridas apenas antes do meio-dia. Embora

Energia e emoções

benéficas como antioxidantes e boa fonte de fibras, as frutas devem ser consumidas com moderação para equilibrar as taxas de açúcar no sangue – e, em alguns casos, evitadas.

tem o que chamamos "valor glicêmico", e quanto maior o valor, mais rápido seus açúcares vão interferir nas taxas de glicemia. Contudo, tenha em mente que fazer suco de legumes crus, como

Tempo de liberação do açúcar

Cada alimento libera seus açúcares numa velocidade diferente. Os mais saudáveis são os que o fazem de maneira moderada a lenta, provendo açúcar de maneira constante ao longo do dia. Evite os alimentos de liberação rápida, que provocam picos de açúcar, mas esgotam as reservas energéticas do corpo rapidamente, deixando você mais cansado que antes.

Rápida
- mel
- bebidas em lata
- doces e chocolates
- arroz branco e bolos de arroz
- pão francês
- cereal de milho
- batata assada
- uvas-passas
- damasco
- raízes cozidas

Moderada
- frutas secas
- milho para pipoca
- petiscos de milho
- arroz integral
- macarrão
- bagels

Lenta
- pão de centeio
- iogurte (sem açúcar)
- leguminosas, como feijão-de-lima e feijão-roxo, lentilha e grão-de-bico
- grãos integrais, como painço, trigo-sarraceno, arroz integral e quinoa
- frutas frescas, em especial a maçã
- todas as raízes cruas

Tudo o que sobe... desce

A melhor maneira de manter constantes as taxas de glicemia é evitar açúcares processados e incluir proteínas em todas as refeições. Estas estimulam uma série de secreções hormonais que desaceleram a liberação de açúcar. Fontes de proteínas como oleaginosas, leguminosas, tofu, ovos, peixes e aves são ideais. Por exemplo, após uma refeição de macarrão com molho de tomate, a glicemia dispara, e cai logo em seguida. Acrescentar proteínas, como tofu ou frango, desacelera a digestão, ajudando a estabilizar a taxa de glicose no sangue. As proteínas devem ser combinadas com fibras, que reduzem a velocidade de liberação de açúcar e favorecem o controle da glicemia.

Alguns alimentos são conhecidos por liberarem seu açúcar de forma rápida, enquanto outros o fazem mais lentamente. São estes últimos que devem compor a maior parte da nossa dieta. Todo alimento cenoura, lhes confere alto índice glicêmico, pois suas fibras, responsáveis por desacelerar a digestão (e, consequentemente, a liberação de açúcar), foram extraídas. A velocidade de liberação do açúcar em diferentes alimentos está resumida no quadro acima.

Bons sonhos – adeus, insônia

Às vezes acontece de termos uma noite maldormida, mas algumas pessoas passam por esse pesadelo com frequência, e isso gera fadiga, irritabilidade e problemas de concentração e memória. Dormir é essencial para o restabelecimento do corpo. Durante a noite, o hormônio do crescimento ativa proteínas por todo o corpo para criar novas células e remediar qualquer dano. Isso só acontece enquanto dormimos, por isso, boas noites de sono são essenciais para a saúde do corpo.

O estresse e os estimulantes, como bebidas alcoólicas, chás, café e refrigerantes de cola,

Boa alimentação, bom humor

chocolate e drogas (tanto as prescritas quanto as recreativas), interferem nos padrões saudáveis de sono, bem como refeições pesadas tarde da noite, indigestão e glicemia instável. Outra causa pode ser alimentar, portanto, se você não dorme bem, vale a pena avaliar o que come no fim do dia.

Alimentos com gorduras saturadas, como laticínios, carne vermelha e queijos amarelos, levam um tempo considerável para serem digeridos, então é aconselhável evitá-los à noite. Em vez disso, é preferível optar por peixe grelhado, legumes e verduras, pratos que levam arroz e saladas, pois exigem menos do sistema digestório. Após o jantar, chás de ervas, como hortelã (ajuda na digestão) e camomila (relaxante) são alternativas perfeitas em relação a café e chás contendo cafeína.

Alimentos com tiramina, um aminoácido encontrado em alimentos como tomate, berinjela, abobrinha, batata e espinafre, estimulam a produção do hormônio adrenalina, que interfere no sono. A tiramina também está presente no álcool, no bacon, no presunto e na salsicha, que não devem ser consumidos no jantar.

Os nutrientes específicos envolvidos com problemas para dormir são os minerais cálcio e magnésio. A deficiência de um dos dois pode acarretar insônia de moderada a forte. Assim, vale

Faça este pequeno teste para avaliar como está sua glicemia

Se o açúcar no sangue se elevar rapidamente, acaba despencando com a liberação da insulina, deixando-o cansado e com vontade de comer mais para se sentir estimulado de novo. Esses altos e baixos de glicemia afetam suas emoções e energia. Aprender a recuperar o equilíbrio é um dos fatores vitais para uma vida saudável.

1. Você sente que precisa de mais de sete horas de sono todas as noites?
2. Sente-se pesado e com preguiça pela manhã?
3. Precisa de um estimulante para começar o dia (chá, café, cigarro)?
4. Toma muito café ou chá ao longo do dia?
5. Fica bebericando refrigerantes o dia todo?
6. Urina com frequência?
7. A palma de suas mãos fica suada?
8. Você fuma?
9. Tem sempre vontade de tomar uma bebida alcoólica no fim do dia?
10. Tem muita sede, mas acha que beber água não alivia essa sensação?
11. Fica sonolento durante o dia?
12. Tem surtos de vontade de comer açúcar, pão ou carboidratos?
13. Evita exercitar-se por estar cansado?
14. Perde a concentração de tempos em tempos?
15. Sente-se tonto ou irritado quando não come com frequência?

Se tiver respondido "sim" a três ou mais perguntas, pode ser que você tenha problemas para controlar a glicemia. Siga nossas recomendações e veja se ocorre alguma melhora.

Se tiver respondido positivamente a mais que cinco, então é praticamente certo que tenha problemas com a taxa de glicose no sangue. Siga nossas orientações. Se não houver melhora, procure um médico e/ou nutricionista para uma avaliação mais profunda.

Energia e emoções

a pena aumentar a ingestão de alimentos que os contenham para ver se o sono melhora. Tente incluir os seguintes alimentos nas refeições noturnas: brócolis, couve-flor, couve-de-bruxelas, carapau, frango, salmão, verduras e couve.

Outro aminoácido, o triptofano, é produzido pelo cérebro para ajudar a regular o sono. Ele pode ser encontrado em grandes concentrações em banana, peru, atum, figo, tâmara e biscoitos integrais. Consumir qualquer desses alimentos no jantar ou como petisco noturno ajudará a promover um sono saudável.

dica de nutrição

Comer peixe com uma salada verde no jantar favorece uma boa noite de sono, uma vez que esses alimentos são ricos em cálcio e magnésio, necessários tanto para o equilíbrio químico do cérebro quanto para relaxar o corpo.

TPM – o monstro mensal

Nem todas as mulheres sofrem de tensão pré-menstrual (TPM), mas, para aquelas que sofrem, em geral parece não haver como escapar desse monstro que aparece com regularidade terrível e cíclica. Para algumas, a TPM é puramente física, gerando um conjunto de sintomas, principalmente dores na região lombar, cólicas abdominais, seios inchados e doloridos e retenção de líquidos – podendo variar de um simples desconforto a uma sensação extremamente desagradável.

Para outras, no entanto, há sintomas emocionais também, que fazem da TPM um verdadeiro castigo. Os sintomas podem começar entre a metade do ciclo e alguns dias antes da menstruação. Irritabilidade, alterações de humor, explosões de raiva ou violência – até mesmo pensamentos suicidas – são manifestações que essas mulheres não conseguem controlar, tornando-as retraídas e antissociais. É comum elas dizerem: "é como se outra pessoa tomasse conta da minha cabeça", e serem surpreendidas adotando algum comportamento atípico. Em muitos casos, são os maridos e companheiros que identificam mais rapidamente os sintomas e lhes atribuem sua verdadeira origem.

Equilíbrio hormonal

Uma das principais causas da TPM é o desequilíbrio dos hormônios estrogênio e progesterona. Embora desequilíbrios desse tipo sejam "naturais", uma vez que independem de desencadeadores externos, há ainda muitos outros fatores que provocam a TPM.

Todos os dias somos expostos a diversos produtos (como recipientes plásticos e papel filme) com propriedades semelhantes às do estrogênio, que podem descontrolar as taxas normais do hormônio circulando no corpo. O estrogênio cai naturalmente na metade do ciclo, permitindo o aumento da progesterona. Assim, o excesso de estrogênio perturba esse delicado equilíbrio.

A glicemia desregulada também contribui para a TPM – comer muito açúcar, carboidratos simples e alimentos processados afeta as taxas de açúcar no sangue. Além disso, o grande consumo de açúcar esgota os estoques de magnésio do corpo, um nutriente fundamental para o relaxamento muscular. Portanto, dores e cólicas menstruais podem ser amenizadas aumentando-se a ingestão de alimentos ricos em magnésio, como grãos integrais, verduras folhosas, laticínios, peixes e frutos do mar.

As vitaminas do complexo B são importantes para relaxar, aliviar a sensibilidade dos seios e a retenção de líquidos, auxiliar as glândulas adrenais e para controlar o estresse. Os grãos integrais são boas fontes dessas vitaminas: painço, centeio, trigo-sarraceno e arroz integral.

TPM e surtos de fome
A fome incontrolável no período pré-menstrual é comum – e geralmente inclui estimulantes como chás, café e bebidas alcoólicas, todos capazes de alterar a glicemia, a produção do hormônio do estresse e, consequentemente, o humor da pessoa. Comer pequenas refeições regularmente ao longo do dia ajuda a reduzir esses surtos.

Antes da menstruação, muitas mulheres anseiam por chocolate. Isso acontece porque o chocolate contém grande quantidade de magnésio e ainda satisfaz as necessidades energéticas urgentes geradas pelo desequilíbrio da glicemia. No entanto, é preferível comer outros alimentos ricos em magnésio, como damasco, figo ou pêssego, que vão satisfazer a vontade de comer doces sem que se percam outros nutrientes vitais. Combinar qualquer desses alimentos com um petisco de proteína, como amêndoas (que também contêm magnésio), outras oleaginosas ou sementes ajuda a controlar a glicemia.

A síndrome do ovário policístico é cada vez mais comum – os ovários ficam intumescidos com bolsinhas cheias de fluidos, o que dificulta a liberação dos óvulos. A alimentação pode ajudar a tratar essa síndrome, que está fortemente associada à produção excessiva de insulina, que estimula uma enzima nos ovários a converter estrogênio em testosterona. Isso explica por que mulheres com esse problema manifestam sinais de desequilíbrio glicêmico (irritabilidade, alterações de humor, dores de cabeça, tontura ao ficar sem comer e excesso de sede) e de elevação da testosterona (aumento de peso na região abdominal e surgimento de mais pelos no corpo). Adotar medidas alimentares para controlar a glicemia e a secreção de insulina costuma dar excelentes resultados.

Seu filho é maroto ou comportado?
A hiperatividade em crianças pode ter diversas causas. Algumas estão relacionadas com a genética ou o ambiente em que vivem, mas a causa mais comum parece ser a relação do sistema nervoso com certos alimentos.

Entre os sintomas clássicos de hiperatividade estão a incapacidade de se concentrar em qualquer jogo ou tarefa por mais de cinco minutos; ter explosões de energia seguidas de exaustão; balançar a cabeça; comportamento agressivo em relação a outras crianças (e adultos); ficar frustrado ou irritado com facilidade. A criança pode ser desajeitada além da conta, inquieta durante as refeições e ter problemas de aprendizado. Tentativas repetidas de encorajá-la a se concentrar costumam ser irritantemente vãs.

A boa alimentação pode ajudar consideravelmente a controlar a hiperatividade. As crianças reagem

dica de nutrição

Se você tem dificuldade para dormir a noite toda, não lute contra isso – levante-se e faça um lanchinho leve, composto de banana e algumas tâmaras, ou um iogurte natural light com 1 colher (chá) de pasta de oleaginosas.

Energia e emoções

Alimentos para a memória e a concentração

Se você estiver estudando para provas, passando dez horas por dia no escritório, fazendo uma apresentação, dirigindo carro, ou realizando qualquer atividade que exija atenção, saiba que o que você come ao longo do dia terá efeito direto em sua capacidade de se concentrar e se lembrar das coisas.

As células cerebrais precisam de **colina**, componente do complexo B, para funcionar corretamente. No cérebro, ela é transformada em acetilcolina, um neurotransmissor responsável por enviar informações de uma célula cerebral para outra. Baixos níveis de acetilcolina geram vários graus de perda de memória – desde "está na ponta da língua..." até o esquecimento total. A colina também é necessária para a formação e a manutenção da bainha de mielina que protege as células nervosas, possibilitando a transmissão rápida e acurada de informações.

Entre os alimentos ricos em colina estão fígado de vitela, repolho, couve-flor, caviar, ovos, lentilha e produtos de soja, como tofu.

Outro neurotransmissor, a **dopamina**, requer vitamina B_3 e ferro para se formar. Ela está envolvida no armazenamento e na manutenção da memória.

Levedo de cerveja, peru, sementes de abóbora e amendoim são boas fontes de vitamina B_3. Já fígado de vitela, damascos (sobretudo desidratados), uvas-passas, sementes de abóbora e nozes são ricos em ferro.

As vitaminas do complexo B (B_1, B_2, B_3, B_5, B_6, B_{12}, biotina e ácido fólico) são todas importantes para a manutenção da memória. Alguns dos sinais de deficiência dessas vitaminas são perda de memória, problemas de concentração e de aprendizado e esquecimento geral. As vitaminas do complexo B são essenciais para a produção de energia celular – e, mais do que em qualquer lugar, nas células do cérebro.

Boas fontes alimentares são levedo de cerveja, frango, couve, farinha de aveia, soja, peixe, abacate e batata.

muito rapidamente a mudanças na dieta e no ambiente, e os alimentos que afetam seu filho serão facilmente identificados se você os eliminar da sua cozinha por algumas semanas e depois os reintroduzir. Lidar assim com crianças hiperativas é provavelmente uma das melhores maneiras de usar a comida como terapia.

O primeiro passo é manter um diário alimentar para determinar quais alimentos parecem causar maior efeito. Para monitorar as mudanças de comportamento é essencial eliminar tudo o que for doce, bebidas com sabor artificial de frutas ou à base de frutas, bebidas gasosas e todos os alimentos processados e embalados. Os alimentos contendo corantes (sobretudo azuis, verdes e laranja sintéticos), aditivos e grandes concentrações de açúcar interferem na química do cérebro, mas afetam bem mais algumas pessoas do que outras.

Além disso, descobriu-se que os salicilatos (compostos encontrados naturalmente em alguns alimentos, com ação semelhante à da aspirina) são os maiores responsáveis pela perturbação da delicada química cerebral das crianças. Eles são abundantes em damascos, amêndoas, cerejas, groselhas, uvas-passas, frutas vermelhas, maçãs, pêssegos, ameixas, tomates e laranjas. Muitas vezes, basta apenas retirar as frutas cítricas e o suco de laranja da alimentação para ver grande diferença no comportamento da criança. Os ácidos graxos essenciais também exercem importante papel no controle da hiperatividade. Necessários para a transmissão nervosa, qualquer desequilíbrio ou deficiência de ácidos graxos pode prejudicar a sensível comunicação entre uma terminação nervosa e outra. A alimentação contendo muito açúcar pode interferir no aproveitamento dos ácidos graxos essenciais, provocando falhas nas transmissões nervosas. É comum crianças hiperativas apresentarem deficiência de ácidos graxos ômega-3, por isso, recomenda-se que aumentem o consumo de alimentos que os contenham. Peixes oleosos como atum, sardinha, salmão e carapau são ricos em ômega-3, bem como óleo de linhaça (que pode ser usado em molhos de salada, evitando-se aquecê-lo).

Os vegetais verdes que contêm magnésio muitas vezes não estão presentes na dieta das crianças hiperativas, prejudicando o frágil equilíbrio entre cálcio e magnésio, importante para as funções cerebrais e nervosas. Brócolis, ervilha, couve-flor, espinafre e figo fazem a ingestão de magnésio aumentar, assim como grãos integrais como aveia e arroz integral.

A hiperatividade infantil pode ter outras origens. Se alterar a alimentação da criança conforme mostrado anteriormente não fizer muita diferença em seu comportamento, então fatores ambientais ou toxicológicos devem ser considerados. Aconselha-se consultar um especialista na área, e existem exames capazes de determinar se a causa é intoxicação. Um nutricionista pode fazer análise dos minerais do cabelo, que mostrará se a intoxicação é decorrente de algum metal pesado. Entre outras causas estão trauma físico, como queda, com possíveis lesões que passaram despercebidas. Consulte sempre um médico para ter a orientação adequada.

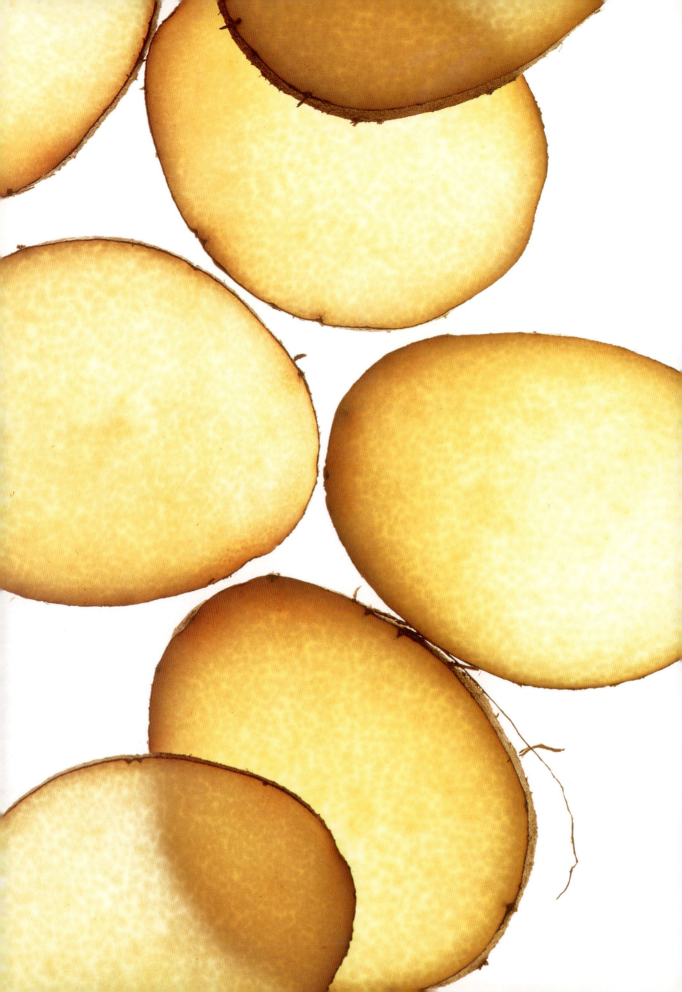

como lidar com o estresse

O termo "estresse" é um jargão do mundo moderno, mas você sabe qual o seu verdadeiro significado? Para funcionar da melhor maneira possível, o corpo precisa trabalhar constantemente para obter o melhor equilíbrio em todos os processos por que passa. Estresse é qualquer perturbação a esse equilíbrio. O corpo consome muita energia para combater o estresse físico e emocional com o qual é bombardeado.

O estresse é inevitável e pode adquirir muitas formas. É difícil imaginar uma vida isenta disso; todos nos deparamos com diversas situações estressantes em momentos distintos. Existem dois tipos de estresse – o externo e o interno. Os estresses externos (exógenos), que conhecemos bem, são impostos ao corpo por fatores externos. Os estresses internos (endógenos) ocorrem dentro do corpo. Ambos estão resumidos no quadro ao lado.

Uma reação antiga a um estresse atual
Para entendermos de que forma o estresse prejudica o corpo é preciso analisar o passado. A sobrevivência dos primeiros homens dependia de suas habilidades em caçar e fugir dos predadores. Quando confrontado com a ameaça de ataque, o corpo reage liberando hormônios de estresse, que desencadeiam a liberação de energia para os órgãos mais envolvidos na defesa do corpo – a chamada reação de "luta ou fuga". Embora não precisemos enfrentar animais selvagens hoje em dia, ainda reagimos da mesma maneira quando nos sentimos ameaçados ou desafiados. Quando os hormônios são liberados, o cérebro fica mais alerta e os cinco sentidos, mais aguçados.

Identifique seus fatores de estresse

Externos	Internos
• Poluição	• Alergias e intolerância alimentar
• Gorduras hidrogenadas	
• Cigarro e álcool	• Doenças autoimunes
• Exposição excessiva ao sol	• Resíduos metabólicos
• Sobrecarga de trabalho	• Colesterol alto
• Problemas emocionais	• Desequilíbrio glicêmico (e diabetes)
• Sentimento de perda, luto	
• Divórcio, separação	• Desequilíbrio hormonal
• Drogas recreativas	• Deficiências nutricionais
• Medicamentos	• Depressão provocada por desequilíbrio químico

Ao mesmo tempo, o fígado libera a glicose armazenada para alimentar os músculos esqueléticos para o esforço.

À ESQUERDA A batata é rica em vitamina C, nutriente essencial para o bom funcionamento das glândulas suprarrenais.

Energia e emoções

Quando o corpo reage ao estresse de uma situação de perigo, passa por sete grandes transformações, todas derivadas da reação de "luta ou fuga":

1 O ritmo cardíaco se acelera para bombear mais sangue de modo a fornecer nutrientes vitais para a produção de energia.
2 A respiração fica mais rápida para levar mais oxigênio ao sangue e excretar mais dióxido de carbono.
3 O baço produz mais sangue, levando consigo células imunológicas a mais. O próprio sangue ganha mais capacidade de coagulação, em caso de lesão.

Como podemos ver, a reação "de luta ou fuga" arma o corpo para agir e se destina a fazer isso por curto período de tempo. No entanto, se corpo é mantido nesse grau de exaltação e alerta por longos períodos, seu bem-estar físico e emocional pode ser prejudicado. É como deixar o carro em ponto morto e acelerá-lo com um pé enquanto freia com o outro!

Voltemos aos nossos ancestrais. Após um período de estresse, eles descansavam para recuperar o equilíbrio. Todos os sinais da reação de "luta ou fuga" se acalmavam, e os índices hormonais, de glicemia e digestão voltavam ao

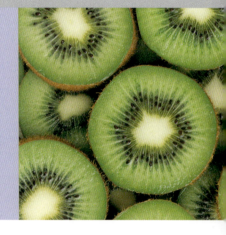

> **Os efeitos do estresse a longo prazo mostram que vivemos o tempo todo com os nervos à flor da pele – e exaurem as valiosas reservas de energia.**

4 Os vasos sanguíneos que suprem o cérebro e os músculos se dilatam para dar passagem a maior quantidade de oxigênio, glicose e nutrientes para essas regiões vitais.
5 O fígado e os músculos esqueléticos liberam mais glicose no sangue para fornecer mais energia.
6 A pupila dos olhos se dilata para permitir a entrada de mais luz para aguçar a visão.
7 A digestão diminui e a secreção de enzimas digestivas é interrompida, liberando energia para ser usada pelos músculos e pelo cérebro.

normal. Mas a nossa vida atual não nos concede esse precioso tempo de recuperação. Nos estressamos tanto – e de maneira tão contínua – que nosso corpo acaba ficando num estado permanente de "luta ou fuga" sem pausa alguma. Como resultado disso, a longo prazo, ficamos acelerados, esgotando nossas preciosas reservas de glicose e energia. Nunca temos a oportunidade de nos restabelecer, e em algum momento acabam acontecendo alterações fisiológicas. A seguir, estão relacionadas algumas

Como lidar com o estresse

das alterações mais comuns pelas quais passamos. Além disso, alguns alimentos que consumimos também aumentam o estresse em nosso corpo sobrecarregado e exaurido, esgotando nossa energia e nos proporcionando poucos nutrientes.

Como interpretar o estresse emocional

Cada um vivencia o estresse emocional de maneira única, particular. O que é estressante para você pode não ser um problema para outra pessoa. O estresse de determinada situação pode ser amenizado se optarmos por encará-lo de maneira diferente. Falar em público, por exemplo, é algo que deixa muitas pessoas em pânico. Ao fazer isso pela primeira vez, é normal sentir certa ansiedade: a palma das mãos fica úmida e é possível sentir a adrenalina conforme o corpo acelera. Isso é estresse. No entanto, ao falar em público pela segunda ou terceira vez, o nervosismo inicial diminui e a pessoa consegue fazê-lo de forma mais tranquila. Assim, o estresse é atenuado. A situação é a mesma, o que muda é apenas a maneira de lidar com ela. Se identificarmos o fator de estresse e compreendermos que ele pode ser modificado, então seremos capazes de achar um modo de minimizá-lo.

Alimento como fator de estresse

Os alimentos que não nos fazem bem ou aos quais somos alérgicos causam estresse. Além disso, problemas digestivos gerados por maus hábitos alimentares ou infecções bacterianas ou parasitárias aumentam o risco de permeabilidade intestinal (veja p. 87), permitindo que partículas indesejadas passem para a corrente sanguínea. O resultado é uma reação imunológica que, se frequente, sobrecarrega as glândulas adrenais.

Ironicamente, isso acaba se tornando uma situação sem solução, uma vez que as adrenais reagem ao estresse liberando maior quantidade de outro hormônio, o cortisol, com o propósito de restabelecer o equilíbrio. Um dos efeitos colaterais do excesso ou da liberação repetida de cortisol é o distúrbio digestivo. É um círculo vicioso – e cada vez mais nocivo à saúde.

Ver a vida de forma positiva pode ajudar a reduzir o estresse. E se você ficar preso no

Sintomas de estresse – alguns efeitos fisiológicos

- Surtos de fome
- Perda de peso
- Fadiga constante
- Perda de apetite
- Alterações de humor
- Queda de resistência, provocando gripes e resfriados frequentes
- Ansiedade
- Irritações na pele
- Desejo de comer doces
- Distúrbios do sono
- Depressão

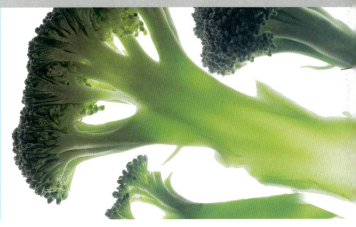

trânsito? Em vez de ficar nervoso, por que não ouvir uma música ou bater um papo com quem estiver ao lado? Faça o que estiver ao seu alcance para lidar com a situação – pegue o celular e avise a quem o estiver esperando que chegará atrasado (mas não com o carro em movimento!), por exemplo. Se não puder fazer nada, então relaxe e aceite a situação.

Estresse, alimento e nutrição

No fim, o que fazemos em relação a tudo isso? Já que não somos capazes de mudar muitos dos fatores externos que levam ao estresse, podemos ao menos ajudar nosso corpo a lidar com seus efeitos.

Certos nutrientes ajudam a controlar o estresse e, ao mesmo tempo, auxiliar os órgãos envolvidos nas reações de estresse. Por exemplo, os Cinco Combatentes – vitaminas A, C e E e os minerais zinco e selênio – podem aplacar os radicais livres produzidos pelo corpo quando se encontra sob estresse. Entre os alimentos que contêm esses antioxidantes vitais estão ameixa, tomate, kiwi, verduras verde-escuras, frutos do mar e sementes de gergelim e de abóbora.

O estresse e o sistema imunológico

É sabido e comprovado que as pessoas que sofrem com o estresse têm mais propensão a doenças. Isso se deve ao efeito depressor que o estresse exerce no sistema imunológico a longo prazo.

Em épocas de mais estresse pegamos mais resfriados e infecções e, em casos mais graves, o corpo não consegue lutar contra as células pré-cancerígenas tão bem como em tempos de tranquilidade. O constante estado de alerta do corpo reduz a capacidade do sistema imunológico de combater infecções, uma vez que o corpo considera isso menos importante do que enfrentar o perigo imediato que está sentindo. A produção das células defensoras e das células T é suprimida, permitindo a ação de invasores. Como você pode ver, em tempos de estresse é vital fortalecer o sistema imunológico.

Hormônios do sistema imunológico

Dois hormônios exercem papel fundamental no sistema imunológico em momentos de estresse. São eles desidroepiandrosterona (DHEA) e cortisol. Pesquisadores descobriram que muitas pessoas que sofrem de doenças crônicas têm taxas baixas de DHEA e altas taxas de cortisol (esses hormônios podem ser avaliados por meio de um simples teste de saliva). Existem muitas razões para a queda de DHEA. O estresse age nas glândulas adrenais para substituir a produção de DHEA pela de cortisol. Esse desequilíbrio pode gerar muitas consequências para o corpo, bem como enfraquecer a imunidade. Os níveis de DHEA caem conforme envelhecemos, e acredita-se que aos 70 ou 80 anos fabriquemos apenas 20 por cento daquilo que é produzido na juventude. Essa queda tem sido associada a maiores estoques de gordura (sobretudo na região do abdômen), fome constante, insônia, perda da libido e maior incidência de alergias e infecções.

Se você apresenta algum desses sintomas, peça a seu médico ou nutricionista para examinar suas taxas de DHEA e cortisol. Se uma delas estiver baixa, logo que o DHEA se normalizar, os benefícios aparecerão, e eles incluem melhores taxas de colesterol, ossos mais saudáveis e melhor relação músculo-gordura.

Como lidar com o estresse

dica de nutrição

Em tempos de estresse, substitua café e chá por suco de frutas ou de verduras. Eles fornecerão vitamina C e magnésio. Ambos são essenciais, mas se esgotam rapidamente quando você está estressado.

adrenal. Quando isso acontece, os dois hormônios podem precisar de suplementação temporária, cuidadosamente associada a nutrientes herbóreos como ginseng, pfaffia, valeriana e rhodiola. Esse tratamento deve ser desenvolvido e supervisionado por um nutricionista.

Como controlar o estresse pela alimentação

Então, o que fazer para administrar o estresse? Não sendo possível eliminar muitos dos fatores externos de estresse, temos, sim, o poder de

Certos alimentos estressam o corpo. A deficiência de algum nutriente já é um estresse por si só, pois sobrecarrega todos os processos enzimáticos que dele dependem.

O cortisol pode ser um hormônio perigoso. Em níveis elevados, compromete o funcionamento da tireoide, prejudica as articulações e baixa a energia. Além disso, em quantidades excessivas, gera colapso dos músculos e ossos, podendo levar à osteoporose.

Ativar o DHEA e reduzir o cortisol

O equilíbrio entre DHEA e cortisol pode ser restaurado auxiliando-se as glândulas adrenais com os alimentos recomendados no quadro Exterminadores de estresse (veja pp. 76-77) e por meio de exercícios físicos e técnicas de relaxamento, como meditação ou ioga.

Nos casos mais graves de danos causados por estresse prolongado, as glândulas adrenais reduzem tanto a produção de DHEA como a de cortisol. Esse estágio é conhecido como insuficiência

mudar nossos hábitos alimentares e adaptar nosso estilo de vida.

Alguns alimentos realmente estressam o corpo. A falta de um nutriente já é um estresse por si só, pois sobrecarrega todos os processos enzimáticos que dele dependem. Para auxiliar as glândulas adrenais, o corpo precisa das seguintes vitaminas e minerais, que são vitais: vitamina B_5, vitamina C e magnésio. Para ajudar a controlar os efeitos do estresse a que você é submetido todos os dias, é essencial incluir muitos alimentos que contenham esses nutrientes em sua alimentação diária. As glândulas adrenais precisam de grande suprimento de vitamina C, vitamina solúvel em água que o corpo não é capaz de produzir ou armazenar, e, portanto, tem de ser obtida todos os dias por meio da alimentação. Entre as fontes mais ricas estão todas as frutas vermelhas e pretas,

Energia e emoções

kiwi, frutas cítricas, salsa, agrião, batata e pimentão – todos facilmente encontrados em supermercados.

Em períodos de estresse extremo, a demanda por essa vitamina aumenta consideravelmente. Alguns dos sintomas mais comuns de deficiência de vitamina C são feridas na boca, como aftas, que podem ser aliviadas em 24 horas se o nível ideal da vitamina for alcançado.

O magnésio é o mineral mais solicitado pelas glândulas adrenais, por isso, alimentos que o contenham devem ser consumidos diariamente. Grãos, verduras folhosas, soja, sementes de girassol, sementes de gergelim, gérmen de trigo, amêndoas, bacalhau e carapau são alguns. Boas fontes de vitamina B_5 incluem grãos integrais, verduras folhosas, laranja, laticínios e produtos de origem animal.

Assim, se certos alimentos amenizam o estresse, infere-se que há aqueles que o intensificam. Ingerir grandes quantidades de açúcar e carboidratos refinados esgota muitos nutrientes que estavam armazenados, sobretudo o magnésio, e exige muito do pâncreas para que produza grandes quantidades de insulina (veja Controle da glicemia, p. 60). Passado certo tempo, o pâncreas se exaure e seu funcionamento é prejudicado, em alguns casos levando aos estágios iniciais de diabetes tipo 2.

Cortar ou reduzir a quantidade de açúcar que ingerimos é extremamente saudável para o fígado, pois o ajuda a realizar melhor os processos de desintoxicação. O fígado é o mais importante órgão de purificação do corpo. Sua função é filtrar o sangue continuamente para eliminar todas as toxinas potencialmente nocivas, substâncias residuais e fragmentos resultantes de processos naturais. Reduzir qualquer estresse imposto ao fígado favorece seu funcionamento. Bebidas estimulantes, como chás, café e álcool, privam o corpo de nutrientes e estimulam a produção de adrenalina. Portanto, cortar seu consumo é uma atitude eficiente para controlar o estresse.

Exterminadores de estresse

Com o dia cheio de coisas para fazer, parar para uma refeição tranquila e nutritiva é privilégio de poucos. Assim, pela manhã, prepare pequenas e nutritivas porções para levar ao trabalho. Os lanchinhos a seguir têm preparo simples e rápido e podem ser comidos "na correria".

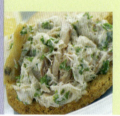

Biscoitos de grãos integrais com patê de carapau defumado

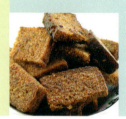

Torrada de centeio com pasta de amêndoas

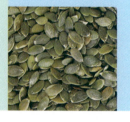

Salada de espinafre com sementes de abóbora

Como lidar com o estresse

E não é preciso dizer que reduzir ou eliminar o consumo de comidas prontas refinadas e processadas é ótima ideia, já que contêm grande quantidade de conservantes artificiais, sal e açúcar e seu valor nutricional é baixo.

Fim de semana para desestressar
Para aumentar a energia, e como forma de desintoxicar o organismo sobrecarregado, reserve um fim de semana prolongado para não fazer quase nada. Encha a cozinha de frutas, verduras e legumes frescos e muita água mineral. Nesses dias consuma apenas bebidas e alimentos crus: isso lhe

bem, sobretudo após uma orgia gastronômica ou depois de beber além da conta.

Pode-se fazer suco de praticamente todas as verduras, legumes e frutas. Você deve tomar de 3 a 4 sucos verdes por dia. Os melhores para isso são agrião, salsa, espinafre, abobrinha, pimentão verde e alface. Como as frutas são ricas em frutose, recomenda-se diluir seu suco em 50 por cento de água.

Descanse muito, faça algumas caminhadas leves e durma bastante. No segundo dia, pode ser que

Ilk-shake de soja com utas vermelhas frescas

Salada de batata com rollmop de arenque [no Brasil, o rollmop costuma ser feito com filé de sardinha enrolado em pepino ou cebola em conserva]

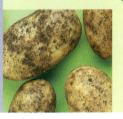

Salada de morango ou kiwi com creme de soja

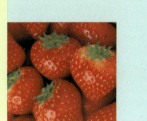

Smoothie de manga com leite de soja e sementes de girassol

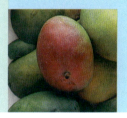

proporcionará grande quantidade de nutrientes para ajudar a combater o estresse.

Pela manhã, comece com 3 copos de água fervida, e beba-a quente, mas não a ponto de queimar a boca. Você pode acrescentar à água 1 fatia de limão-siciliano ou 2-3 fatias de gengibre cru para dar sabor. Ela deve ser consumida antes de qualquer outra coisa. Esse tônico purifica o fígado e estimula a produção de bile para limpar qualquer acúmulo do ducto biliar. Isso faz muito

você tenha um pouco de dor de cabeça ou nos músculos, mas não se preocupe – isso significa que seu corpo está se desintoxicando. Lembre-se de que só colherá os benefícios no início da semana seguinte, quando se sentirá como se tivesse acabado de voltar de férias! Beba bastante água do começo ao fim. Você também pode providenciar um shiatsu ou aromaterapia para fazer no segundo ou no terceiro dia – uma maneira muito agradável de auxiliar o processo de desintoxicação.

Energia e emoções

como lidar com a depressão

Depressão não é algo raro. Na verdade, tornou-se tão comum no Ocidente que alguns antidepressivos, como o Prozac, já são conhecidos pela maioria das pessoas. Depressão e ansiedade têm diversas origens, mas não se espante ao saber que podem ser desencadeadas por certos alimentos.

Todos nos sentimos um pouco deprimidos uma vez ou outra, mas em geral associamos nossa tristeza a um acontecimento ou conjunto de circunstâncias. Contudo, muitas pessoas sofrem de depressão sem causa conhecida. Isso varia desde se sentir para baixo a ser infeliz o tempo todo e, em casos extremos, não ser capaz de se sentir feliz em momento algum ou de encontrar razão para viver. A tristeza costuma ser passageira e melhora com mudança nas circunstâncias ou de atitude. Os três últimos casos, no entanto, são mais graves e requerem atenção e tratamento.

Os alimentos que ingerimos afetam nossa química cerebral. Alguns dão sensação de bem-estar, enquanto outros "nos levam para baixo" e suprimem as emoções boas. Ironicamente, muitos alimentos que fazem com que nos sintamos bem não são benéficos para a saúde. O objetivo, portanto, é encontrar um equilíbrio saudável.

Os carboidratos e o humor

Quando comemos algo com carboidratos e açúcar, a absorção de triptofano pelo cérebro é estimulada. O triptofano é um aminoácido que eleva o astral e está presente em alimentos que contêm proteínas. Comer carboidratos faz com que o triptofano seja absorvido mais rapidamente. Banana, peru, queijo cottage e tâmaras desidratadas têm grandes concentrações desse aminoácido.

Todos os impulsos nervosos no cérebro são conduzidos entre as células nervosas por substâncias conhecidas como neurotransmissores.

Sinais de depressão

Responda às perguntas para descobrir se sofre de depressão
Você...
- Sente dificuldade para sair da cama de manhã?
- Tem problemas de concentração?
- Sofreu grande perda ou terminou um relacionamento recentemente?
- Anda sem energia para fazer coisas que normalmente lhe interessam?
- Está sem apetite?
- Tem atacado muitos doces?
- Chora muito sem motivo aparente?
- Mora em um país em que não há muita luz do sol?
- Sente-se desmotivado ou não vê sentido em viver?

Se tiver respondido **"sim"** a três ou mais questões, você pode estar deprimido.

Busque ajuda médica, e se receber diagnóstico de depressão, faça o tratamento adequado, além de acompanhamento com nutricionista.

Como lidar com a depressão

O triptofano é um precursor do neurotransmissor chamado serotonina – a depressão e a ansiedade estão muito associadas ao baixo nível dela. Antidepressivos, como o Prozac, agem nos níveis de serotonina no cérebro e pertencem a um grupo de medicamentos conhecido como Inibidores Seletivos de Recaptação da Serotonina (ISRS). Eles inibem a recaptação de serotonina no cérebro, mantendo-a disponível e gerando, assim, a sensação de bem-estar.

A vitamina B_6 também participa da síntese de serotonina. Uma alimentação rica nessa vitamina (veja quadro à direita) pode ajudar a amenizar casos leves de depressão.

Não é à toa que quando nos sentimos deprimidos geralmente vamos atrás de alimentos doces – sorvete, chocolate, bolo. Eles têm ação direta na química do cérebro. Pense no que acontece quando estamos de dieta: a ausência desses alimentos ricos em carboidratos inevitavelmente nos leva a ansiar por eles – conforme o humor despenca e os acessos de fome ficam maiores, a tendência é o fracasso da dieta.

Dopamina e depressão

A dopamina funciona como neurotransmissor, ajudando os impulsos nervosos do cérebro a cruzar os espaços entre as células nervosas. Baixos níveis de dopamina são relacionados com a depressão, e altos níveis, com a sensação de bem-estar.

A dopamina é sintetizada pela tirosina, um aminoácido presente em alimentos com proteínas. Ela precisa das vitaminas B_{12} e B_9 (mais conhecidas como ácido fólico), bem como de magnésio, para a sua produção.

Alguns exemplos de alimentos ricos em tirosina são amêndoa, abacate, banana, queijo cottage, feijão-de-lima, amendoim (cru e sem sal), sementes de abóbora e de gergelim. E de alimentos com alto teor de vitamina B_{12}: peixes, laticínios e espirulina (embora não se saiba ao certo se o homem é capaz de absorver a B_{12} por

Ativadores de vitamina B

Vitamina B_1 (tiamina)

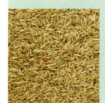

Presente em levedo de cerveja, arroz integral, gérmen de trigo e soja

Vitamina B_3 (niacina ou niacinamida)

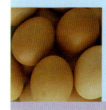

Encontrada em peixes, ovos, levedo de cerveja, grãos integrais e aves

Vitamina B_6

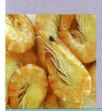

Em grãos integrais, como painço, trigo--sarraceno e aveia, e também em moluscos, como pitu (camarão), lagosta e mexilhão

Vitamina B_{12} (cianocobalamina)

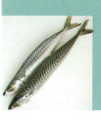

Presente em peixes e derivados do leite

Energia e emoções

Relação com o zinco

Existe grande relação entre os níveis de zinco e a depressão. É muito comum vermos pacientes com ansiedade ou depressão que mostram sinais de deficiência de zinco. A depressão pós-parto também tem sido atribuída a essa carência, uma vez que as reservas de zinco passam da mãe para o feto cerca de um dia antes do nascimento. O zinco constitui a base para o desenvolvimento e para o sistema imunológico do bebê. Sua reposição, após o nascimento, ajuda a mãe a vencer a depressão.

Ao lado, há um pequeno teste para verificar se seus níveis de zinco estão adequados. Caso precise aumentá-los, 50 mg por dia já são suficientes e podem ser obtidas de diversas fontes (inclusive suplementos vitamínicos). Aconselhamos que você consulte um nutricionista antes de fazer qualquer suplementação.

Ostras, endívia, broto de alfafa, algas marinhas, arroz integral, aspargos, cogumelos, peru e rabanete são alimentos ricos em zinco.

Teste seus níveis de zinco

Responda às questões e verifique seus níveis de zinco.

Você...

- Tem marcas brancas nas unhas?
- Quase não sente fome?
- Tem a pele pálida?
- Apresenta estrias em torno do abdômen ou nas costas?
- Possui pele oleosa, com um pouco de acne?
- Pega resfriados ou gripes com frequência?
- Tem olfato ou paladar ruim, pouco sensível?

Se tiver respondido **"sim"** a duas ou mais questões, é bem provável que você tenha deficiência de zinco, e nesse caso recomendamos incluir alguns alimentos que o contenham em sua dieta diária. Um teste mais acurado pode ser feito por meio da análise do conteúdo mineral de um fio de cabelo da base da nuca. Um médico nutricionista pode fazer um pedido desse exame.

---

meio dela). Os que são ricos em ácido fólico incluem fígado de vitela, farinha de soja, verduras folhosas (especialmente brócolis), ovos e arroz integral. Um bom suprimento de magnésio pode ser obtido com sementes de girassol, verduras folhosas, carapau, peixe-espada e bacalhau.

Depressão e carência de nutrientes

Existe correlação entre as taxas de certas vitaminas (principalmente as do complexo B) e a depressão. A concentração desses nutrientes no plasma sanguíneo mostrou-se baixa em pessoas com depressão, e muitas já declararam que os sintomas melhoraram após aumentarem o consumo de alimentos ricos em vitaminas B. A vitamina B_3 mostrou-se a mais eficaz no controle da depressão, junto com a vitamina B_6 e o zinco. Experimente comer alimentos que contenham vitaminas B todos os dias e veja se ocorre melhora no seu humor.

Depressão e alergias alimentares

Muitos pacientes nos procuram em busca de ajuda para enfrentar a depressão. Não é raro a culpa recair em simples intolerâncias ou alergias alimentares, e uma vez identificado o problema, ele pode ser remediado facilmente. Os sintomas variam de olheiras escuras a problemas de pele, insônia, irritabilidade e ansiedade.

Os alimentos desencadeadores podem ser identificados por exame de sangue. Porém, em muitos casos é mais fácil eliminar um ou todos os prováveis alérgenos da dieta. Em nossa experiência, o processo de tirar e repor apresentou resultados incríveis.

Na Europa, os alérgenos mais comuns são trigo, laticínios e frutas cítricas, enquanto nos Estados Unidos o milho é o principal vilão (veja Inflamação, pp. 107-113). Outros alimentos podem desencadear alergias, como fast-foods ou junk foods, corantes e aditivos. No entanto, temos conhecimento de outros menos prováveis, como aipo e tomate.

Um exemplo de alergia alimentar muito ligada à depressão é a alergia a glúten, que causa doença celíaca (veja p. 91). Se as pessoas com essa grave sensibilidade a cereais com glúten não os evitarem, tornam-se mais propensas a sofrer de depressão.

Embora algumas pessoas tenham tido excelentes resultados ao evitar determinados alimentos, ainda sugerimos consultar um médico, especialmente se estiver com depressão há muito tempo.

dica de nutrição

Nossas avós já sabiam que uma maçã por dia fazia muito bem: isso já foi comprovado. A maçã contém pectina, que ajuda a eliminar chumbo do trato digestório – importante para quem mora em áreas urbanas de tráfego intenso.

Conselhos para combater a depressão

- A má circulação pode reduzir as quantidades de oxigênio e nutrientes de que o cérebro precisa – então, comece a se mexer. Os problemas circulatórios são apresentados em mais detalhes na página 130.

- Você pode melhorar a circulação consumindo alimentos ricos nos Cinco Combatentes antioxidantes (as vitaminas A, C e E, e os minerais selênio e zinco), presentes em frutas, verduras e legumes frescos, peixes e grãos. O ferro também é importante, por ser essencial para a formação dos glóbulos vermelhos que transportam os nutrientes pelo sangue. Miúdos são ótima fonte de ferro, bem como damascos e uvas-passas.

- A glicemia costuma ser um dos fatores da depressão (veja Controle da glicemia, pp. 60-64). Aprendendo a consumir alimentos que liberam seus açúcares aos poucos durante o dia, você evita os altos e baixos da montanha-russa glicêmica. Prefira alimentos que contenham carboidratos complexos, encontrados em todos os grãos, verduras e legumes, combinados com pequena quantidade de proteínas obtidas por alimentos animais, laticínios, oleaginosas ou sementes. Isso ajudará você a manter as taxas de açúcar no sangue equilibradas o dia inteiro.

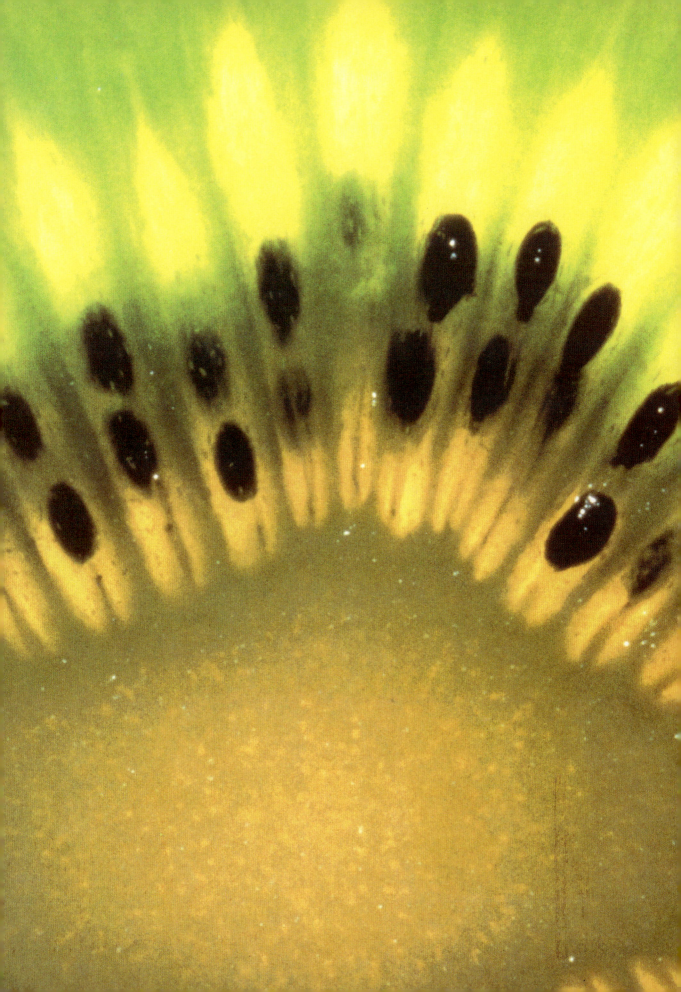

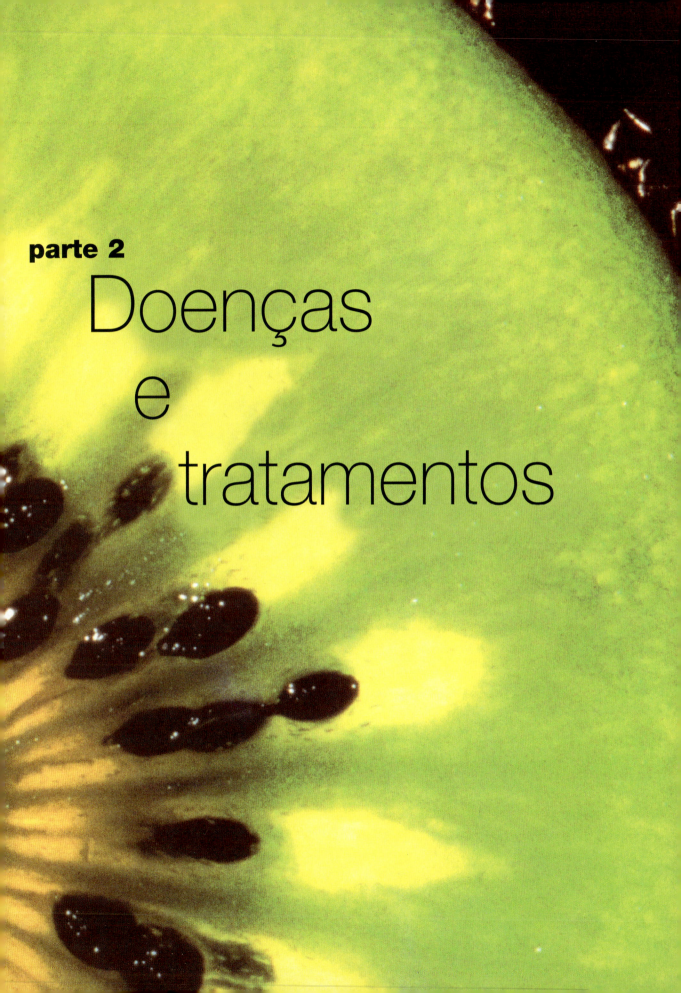

parte 2
Doenças e tratamentos

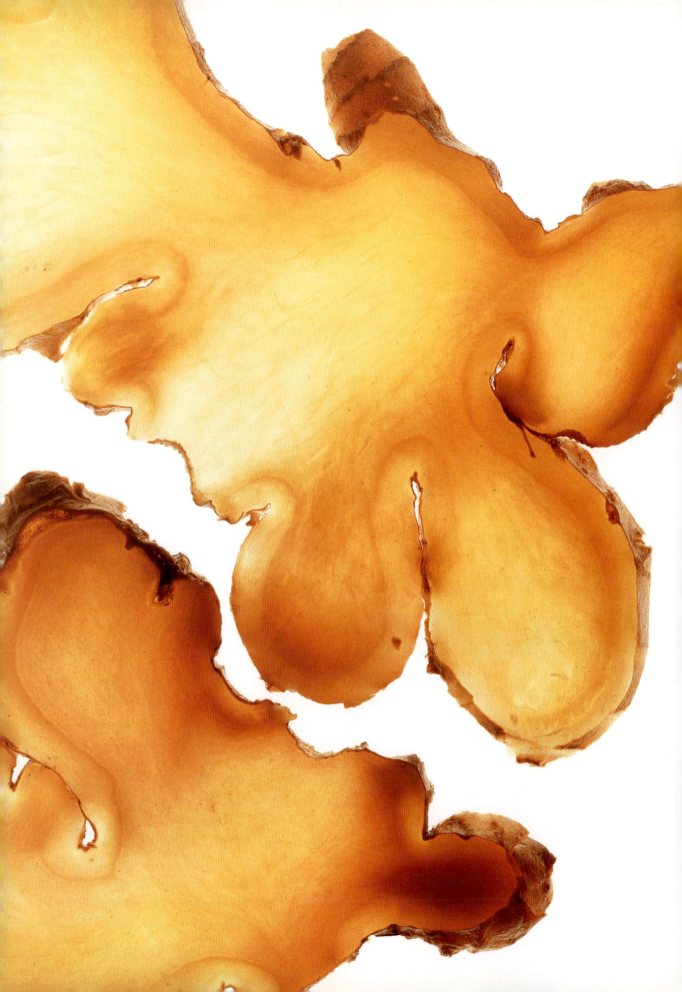

o sistema digestório

A digestão é um processo complexo que o corpo realiza praticamente sem parar – a cada minuto do dia, não importa se você está dormindo, trabalhando, exercitando-se ou descansando. O estresse, contudo, interfere no processo digestivo, desacelerando-o ou travando-o completamente.

Durante a reação de "luta ou fuga" o sistema digestório paralisa para permitir que a energia seja redirecionada para onde é solicitada com mais urgência – para deslocamento, ataque ou defesa. Isso mostra como todo o sistema digestório fica sob pressão quando comemos "na correria".

Nossas refeições podem tanto ajudar como atrapalhar o processo digestivo. Frutas, verduras, legumes, grãos integrais, oleaginosas, sementes e proteínas do grupo A (veja p. 61) estimulam a digestão. Já uma alimentação rica em gorduras saturadas, carne vermelha, açúcar, cafeína e comidas de conveniência desaceleram o processo, afetando a saúde como um todo e reduzindo o grau de absorção dos nutrientes essenciais.

O processo digestivo
Para entendermos os distúrbios digestivos, precisamos saber como o sistema digestório funciona. O processo já começa a partir do primeiro pensamento ou cheiro de comida. O cérebro envia mensagens às glândulas salivares na boca para que liberem mais enzimas digestivas. É por isso que salivamos mais quando pensamos em comida.

Essas enzimas são abundantes e poderosas, reduzindo de maneira rápida, juntamente com a mastigação, a maioria dos carboidratos – como frutas, verduras, legumes, grãos e cereais – a uma pasta. Carnes, oleaginosas e outras proteínas são mais difíceis de serem quebradas, necessitando de ácido e enzimas mais específicas, como aquelas presentes no estômago. Mastigar bem é importante para triturar as partículas sólidas de comida, aumentar a produção de enzimas salivares e manter os dentes limpos e afiados. A maior parte das pessoas não mastiga direito a comida, sobrecarregando o sistema digestório e aumentando a probabilidade de azia e má digestão.

O estômago é fundamental para o processo como um todo. Situa-se dentro da caixa torácica, abaixo do diafragma. Cada estômago é único: sua forma é influenciada pelo tamanho, pela altura e postura da pessoa. Sentar-se de maneira ereta durante as refeições dá ao estômago espaço adequado para realizar suas funções. O órgão libera ácido clorídrico e constitui o ambiente mais ácido do corpo. (Produz também bastante muco, para proteger o revestimento estomacal da ação de seu

À ESQUERDA O gengibre ajuda a aliviar indigestão e enjoo.

Doenças e tratamentos

próprio ácido.) O ácido começa a agir sobre as proteínas enquanto o complexo sistema muscular do estômago se contrai e relaxa para mexer o alimento até quebrá-lo e reduzi-lo a uma pasta parcialmente digerida (quimo).

Diversos fatores prejudicam a produção de ácido clorídrico, como idade avançada, drogas prescritas ou recreativas, tabagismo, álcool, infecções bacterianas e estresse. Essa falta de ácido pode ter efeitos negativos a longo prazo sobre a digestão e absorção, gerando muitos problemas de saúde evidentes (e outros aparentemente não relacionados) – veja o quadro abaixo.

Além disso, o ácido clorídrico elimina as bactérias e os parasitas ingeridos. É a primeira linha de defesa do complexo sistema imunológico que acompanha o trato digestório em toda a sua extensão. A partir dos 30 anos, a produção de ácido tende a diminuir, o que explica os cada vez mais comuns distúrbios digestivos e intolerâncias alimentares que nos acometem conforme envelhecemos.

Uma bactéria muito agressiva, a *Helicobacter pylori*, consegue sobreviver a esse meio. Se não for tratada, pode causar lesões e necessitar de rigoroso tratamento com antibióticos.

O estômago produz também enzimas digestivas. A pepsina quebra ainda mais as proteínas alimentares, facilitando para os intestinos fazer sua digestão. (A vitamina B_6 é necessária para auxiliar esse processo: consumir sementes de girassol, feijão-roxo, cevada, brócolis e couve-flor com frequência estimula as quantidades já existentes.) Outra enzima, a lipase, dá início ao processo de digestão de gorduras.

A última etapa que ocorre no estômago é a ligação da vitamina B_{12} ao fator intrínseco produzido no estômago, possibilitando que seja absorvida pelos intestinos. A B_{12} é vital para a produção de energia, crescimento e formação do sangue e das células.

Com o avanço da idade, os níveis do fator intrínseco caem, afetando a absorção de vitamina B_{12} e aumentando a probabilidade de anemia perniciosa (deficiência de B_{12}). É por isso que os médicos às vezes dão injeções de vitamina B_{12} em pessoas adoentadas, idosas ou que se recuperam de uma cirurgia. O ácido clorídrico e as enzimas digestivas também ativam a produção da vitamina pelo próprio estômago e garantem melhor digestão de proteínas. Para aumentar suas concentrações de vitamina B_{12}, coma mais queijo cottage, hadoque, frango e atum.

Sintomas de má digestão

- Eructação
- Alergias alimentares
- Indigestão
- Coceira retal
- Deficiência de ferro
- Enjoo
- Distensão abdominal
- Dor de cabeça
- Deficiência de vitamina B_{12}
- Unhas rachadas
- Parasitas intestinais
- Cândida crônica
- Desarranjos gástricos
- Constipação
- Gases após as refeições
- Acne

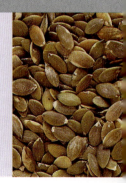

O intestino delgado

Essa é região mais importante para a digestão e a absorção. As enzimas digestivas que agem sobre gorduras, proteínas e carboidratos são secretadas pelo pâncreas e quebram ainda mais o quimo liberado pelo estômago, preparando-o para ser absorvido nas três seções do intestino delgado: o duodeno, o jejuno e o íleo. O comprimento total dessas três partes é de cerca de 7 metros, mas elas se dispõem enroladas de forma bem apertada em torno de si mesmas na cavidade abdominal.

Na face interna das três seções, a área de superfície para a digestão e a absorção é aumentada por minúsculas saliências chamadas vilosidades. Estas secretam enzimas, absorvem nutrientes essenciais e evitam que partículas de alimentos e outras substâncias potencialmente nocivas cheguem à corrente sanguínea. Esse delicado processo pode ser perturbado por antibióticos e outros medicamentos, bebidas alcoólicas e/ou consumo excessivo de açúcar. Ao reagir a essas substâncias, os diminutos espaços entre as células das vilosidades se inflamam e ficam maiores, deixando que partículas indesejadas passem para a corrente sanguínea. Isso é conhecido como permeabilidade intestinal e pode gerar intolerâncias alimentares que levam a outras reações imunológicas, como dores de cabeça, fadiga, problemas de pele e dores artríticas nos ossos e músculos de qualquer parte do corpo.

O duodeno é o ponto de entrada da bile, produzida no fígado e concentrada e armazenada na vesícula biliar. A bile é fundamental para quebrar partículas de gorduras parcialmente digeridas, permitindo que sejam absorvidas. O pâncreas libera bicarbonatos para neutralizar ou diminuir a acidez das secreções estomacais e produz três enzimas digestivas — protease, para digerir proteínas; lipase, para gorduras; e amilase, para carboidratos.

O jejuno e o íleo são os principais lugares para a absorção dos nutrientes remanescentes, entre eles proteínas, aminoácidos, vitaminas hidrossolúveis, colesterol e sais biliares.

A válvula ileocecal

Uma estreita válvula unidirecional separa os intestinos delgado e grosso e impede o refluxo de qualquer matéria fecal do segundo para o primeiro. É a válvula ileocecal, situada próximo ao apêndice. Pelo fato de bactérias e parasitas aderirem com frequência a suas paredes, essa área se inflama com facilidade.

No caso de inflamação por longos períodos, a válvula corre o risco de se manter aberta, possibilitando que substâncias tóxicas retornem para a região altamente absortiva do íleo. Isso pode levar ao diagnóstico errado de apendicite e resultar na remoção desnecessária do apêndice, um importante órgão de tecido linfático. Fazer tratamento para eliminar parasitas ou bactérias e deixar de comer alimentos irritantes (como grãos, leguminosas e fibras em excesso) por curto espaço de tempo pode remediar esse problema secundário sem necessidade de procedimentos invasivos.

O intestino grosso

Também conhecido como cólon, o intestino grosso é formado por três seções consecutivas (ascendente, transverso e descendente) e termina no reto e no ânus. Essa estrutura muscular se contrai e relaxa a cada poucos segundos para

Doenças e tratamentos

deslocar a matéria remanescente – água, bactérias, fibras insolúveis e produtos residuais resultantes da digestão – até o ânus. Esse material residual é conhecido como fezes.

Desde o começo, quando engolimos um bocado de comida, todo o processo conta com uma série de contrações e relaxamentos musculares chamados peristaltismo para mover os alimentos por todo o sistema, mais ou menos como os movimentos de uma cobra deslocando-se pelo chão. Os músculos responsáveis pelo peristaltismo dependem de dois minerais – cálcio e magnésio – para funcionar corretamente. O desequilíbrio entre eles pode gerar problemas intestinais, como constipação ou diarreia.

É muito importante atender à vontade de evacuar, pois segurar as fezes, mesmo que por poucas horas, pode causar maior absorção de água, o que deixa as fezes mais secas e difíceis de eliminar. Essa é uma das principais causas de hemorroidas.

É "normal" ter pelo menos um movimento intestinal por dia. Aqueles com bom sistema digestório vão "ao banheiro" após praticamente todas as refeições. Não são raras, porém, as pessoas que passam vários dias sem evacuar, o que faz com que resíduos tóxicos sejam reabsorvidos pelas paredes dos intestinos de volta à corrente sanguínea. Essa é uma causa frequente de fadiga, dor de cabeça, enjoo e indisposição, o que explica por que os médicos costumam perguntar sobre o funcionamento dos intestinos do paciente, mesmo que o problema não tenha ligação aparente com isso. Problemas relacionados com prisão de ventre serão discutidos mais adiante.

Um intestino grosso saudável

Para manter o intestino grosso saudável e funcionando, você deve comer verduras, legumes, frutas e fibras insolúveis (derivadas de grãos e leguminosas) todos os dias. Esses alimentos contêm magnésio, que garante o bom funcionamento dos músculos da região. Além de tomar sucos de frutas e verduras, que são excelente fonte de magnésio, é importante também comer diversas porções de frutas e verduras em estado natural, pois são suas fibras que removem os resíduos tóxicos do intestino grosso e estimulam os movimentos peristálticos.

Pessoas que se submetem a qualquer tipo de cirurgia abdominal precisam ser muito cuidadosas com o que irão comer após a operação, uma vez que o processo natural de eliminação pode ser seriamente perturbado por muitos dias. Nesse caso, nos primeiros dias deve-se ingerir alimentos simples que não sobrecarreguem o intestino grosso para reduzir a tendência à constipação. Sopas de verduras, saladas, legumes no vapor e arroz são os melhores alimentos nesse período, já que são muito nutritivos, de fácil digestão e absorção e contêm as fibras necessárias para estimular o cólon a se normalizar.

A imunidade e o sistema digestório

Entre 60 e 70 por cento do sistema imunológico estão concentrados no trato digestório – mas isso não é de surpreender se considerarmos a profusão de bactérias e substâncias potencialmente prejudiciais que entram em nosso corpo pela primeira parte do sistema digestório: a boca. Nela, no esôfago e no intestino delgado vivem bilhões de bactérias protetoras, e no intestino grosso,

O sistema digestório

trilhões. Como o estômago é um meio altamente ácido, não necessita de tantas bactérias protetoras, afinal, a maioria dos invasores não consegue sobreviver a ele.

Entre 400 e 500 bactérias diferentes foram identificadas nos intestinos, havendo algumas anticancerígenas, outras cancerígenas; aquelas que sintetizam as vitaminas B, A e K; as que produzem substâncias para combater infecções específicas; e outras que digerem lactose (açúcar do leite) e regulam as contrações e relaxamentos dos músculos. Elas produzem antibióticos naturais e antifúngicos para evitar o crescimento de bactérias e fungos indesejados e quebrar os resíduos tóxicos gerados por bactérias invasoras, o que pode ser mais perigoso do que as bactérias em si. Elas fazem isso produzindo grandes quantidades de ácido.

As bactérias protetoras também exercem importante papel na defesa contra os efeitos nocivos de metais tóxicos que entram no corpo, como o mercúrio das obturações de amálgama e peixes contaminados, radiação (de tratamentos de câncer e também presente em alguns alimentos), e resíduos de pesticidas e herbicidas nos produtos não orgânicos. Algumas bactérias são responsáveis pela produção de peróxido de hidrogênio, na presença do qual as células cancerígenas não sobrevivem. Existem, contudo, muitos fatores que podem atrapalhar o equilíbrio dessas bactérias essenciais, como mostrado no quadro abaixo.

As bactérias protetoras dos intestinos predominam no trato digestório, contanto que seja um meio equilibrado e que não tenha sido perturbado pelo acúmulo de fatores nocivos (veja abaixo). Se, no entanto, sua alimentação não é adequada, você consome bebidas alcoólicas regularmente, vive sob estresse constante, toma antiácidos e analgésicos com frequência ou faz tratamento com antibióticos, esse delicado equilíbrio é prejudicado. As bactérias "más" têm a oportunidade de superar as "boas".

Esses hábitos são muito comuns – na verdade, para algumas pessoas, são normais. E estas acabam sofrendo de indigestão, inchaço e gases constantes – sabe por quê? Simples: as bactérias intestinais estão em guerra.

Nas próximas seis páginas, examinaremos mais detalhadamente algumas doenças digestivas.

Fatores que prejudicam a digestão

- Uso de antibióticos
- Alimentação rica em gorduras
- Açúcar
- Comidas processadas
- Anti-inflamatórios
- Frituras
- Bebidas alcoólicas
- Refrigerantes
- Estresse
- Luto/sentimento de perda
- Tabagismo
- Drogas

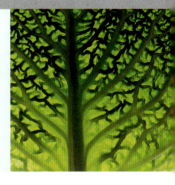

Doenças e tratamentos

problemas digestivos

Distensão abdominal e flatulência

Não é raro sentirmos a barriga inchada e dolorida após uma refeição, e há algumas razões para que isso aconteça. A falta de ácido gástrico e/ou de enzimas digestivas significa que aquilo que você comeu não está sendo bem digerido, e isso abre caminho para intolerâncias alimentares e inflamações intestinais moderadas, resultando em inchaço. O estresse e o hábito de comer com pressa e não mastigar adequadamente a comida diminuem a produção de ácido gástrico e enzimas digestivas. Se esse é o seu caso, reserve uns minutinhos para relaxar antes de se alimentar, coma devagar e mastigue bem – e faça isso longe da mesa de trabalho.

O intestino grosso serve de hospedeiro para inúmeras bactérias, fungos e parasitas ocasionais. Esses micróbios fazem a festa com alimentos não digeridos, proteínas e açúcar, produzindo gases como resultado de sua fermentação. Se sua dieta é rica em açúcar e proteína e pobre em fibras (sem a presença de verduras e leguminosas), então essa fermentação pode ser a causa da flatulência. Cortar o açúcar e reduzir as proteínas, além de complementar a dieta com "probióticos" (bactérias benéficas), ajuda a recuperar as funções intestinais.

Algumas pessoas sofrem leves espasmos nos músculos lisos dos intestinos após as refeições. Isso transforma o conteúdo intestinal em uma espuma, gerando gases aprisionados. O óleo essencial de hortelã-pimenta relaxa esses músculos, dispersando a espuma e liberando os gases, portanto, beba chá de hortelã-pimenta feito na hora após as refeições para acalmar o estômago.

Prisão de ventre

A principal causa da constipação é a desidratação. E a constipação é um dos maiores motivos de dores de cabeça constantes. É fundamental beber de 1,5 a 2 litros de água mineral não gasosa por dia para atender à demanda mínima do corpo e prevenir a prisão de ventre. Se fizer exercícios, deve ingerir o dobro. Outras razões para a constipação são alimentação rica em proteínas e pobre em fibras vegetais e o consumo excessivo de bebidas alcoólicas, chás, café ou bebidas com cafeína, que provocam desidratação.

Dessa maneira, é importante que a dieta contenha muitas fibras solúveis, derivadas de frutas e verduras, e fibras insolúveis, provenientes de arroz, cevada, trigo-sarraceno e outros grãos. (Se você sofre de intestino preso e não bebe líquidos suficientes, comer leguminosas apenas exacerbará o problema, fazendo os sólidos se acumularem.)

A constipação é mais comum durante a gravidez e muitas vezes é causada pela ingestão de suplementos de ferro. Comer damascos secos que tenham sido demolhados durante a noite resolve os dois problemas, uma vez que os damascos são as frutas com maior teor de ferro e, ao mesmo tempo, levemente laxantes. Mas, em caso de gravidez, não substitua o suplemento de ferro por fontes naturais, a menos que tenha o consentimento de seu médico.

Cândida

Este é um problema sobre o qual muito se discute que afeta grande número de pessoas. Ainda não é bem compreendido, mas acredita-se que seja decorrente sobretudo da alimentação e de baixa imunidade. A *Candida albicans* está presente naturalmente no trato digestório e não oferece risco, a menos que o sistema imunológico esteja debilitado ou que a pessoa consuma açúcar em demasia. Nesses casos, a cândida se transforma em fungo nocivo. Entre os primeiros sinais de infestação por cândida estão distensão abdominal, gases em excesso e cólicas após a ingestão de frutas ou doces. Se o problema não for tratado, pode levar a prostração e depressão. Alguns dos sintomas menos evidentes são insônia, irritação nas orelhas, dor nos ombros, irritabilidade, falta de concentração, dor de garganta, dores musculares, hiperatividade e acne.

Uma das principais causas do desenvolvimento da cândida é o uso regular de antibióticos. Ao mesmo tempo em que são necessários para tratar infecções, os antibióticos também matam todas as bactérias dos intestinos, até as protetoras. Isso favorece a proliferação da *Candida albicans* – geralmente descrita como "infecção fúngica". Veja o questionário sobre estilo de vida na página 8 para saber mais a respeito da relação entre esse tipo de infecção e outros problemas de saúde.

Doença celíaca

A doença celíaca é uma enfermidade dos intestinos em que as vilosidades (minúsculas protuberâncias que absorvem os nutrientes dos alimentos) se atrofiam após terem contato com glúten. A doença pode causar subnutrição, diarreia, perda de peso ou dificuldade generalizada para se desenvolver. Ela é muito comum e acredita-se que seja hereditária. Em bebês, costuma se manifestar poucas semanas após a introdução de sólidos contendo glúten na alimentação, mas pode se manifestar em qualquer estágio da vida.

Quem sofre da doença é alérgico a glúten em todas as suas formas, por isso precisa evitar trigo, cevada, aveia e centeio. No tratamento tradicional, cortam-se todos os amidos e grãos, entre eles arroz, batata e milho, além do glúten. Algumas pessoas ainda fazem isso, embora hoje em dia se acredite não haver necessidade. Muitos pacientes mantêm excelente qualidade de vida seguindo dietas constituídas de muitas frutas, verduras e legumes frescos, peixes, frango e grãos sem glúten.

Diarreia

A diarreia tem muitas causas possíveis e é considerada mais um sintoma de outro problema do que uma doença em si. A diarreia aguda, no entanto, geralmente é resultado de infecção. Quando há presença de sangue, indica inflamação grave e é preciso consultar um médico.

Surtos intermitentes de diarreia podem ser provocados por alergias alimentares, infecções por parasitas, consumo excessivo de cafeína, problemas no pâncreas ou estresse. Se a diarreia tiver começado após uma viagem e for acompanhada de dor no estômago, é sinal de que você pode ter pegado um parasita. Consulte seu médico ou nutricionista, que pode pedir um exame de fezes para verificar se há infecção intestinal.

A diarreia leva consigo grandes quantidades de água do corpo e, junto, minerais fundamentais. Após um surto, sempre os reponha comendo alimentos ricos em minerais, como oleaginosas, verduras e, dependendo, algas marinhas. A perda de potássio deve ser reposta de imediato: fontes ricas são abacate, acelga, lentilha, pastinaca, espinafre, a maioria das oleaginosas frescas, sardinha e banana.

Doenças e tratamentos

Caso tenha diarreia ocasionalmente, a culpa pode ser do que você come, então mude a dieta e veja se há alguma melhora. Se não houver, consulte um nutricionista e/ou um médico.

Intoxicação alimentar

A intoxicação alimentar ocorre quando uma substância tóxica é ingerida, em geral algum tipo de bactéria. Os sintomas podem surgir alguns minutos após o consumo do alimento contaminado, embora possa levar até uma semana para algumas variedades de bactérias se manifestarem. No último caso, é menos provável que a pessoa venha a atribuir o problema ao verdadeiro culpado. Por esse motivo, as intoxicações alimentares são mais comuns do que se imagina.

Existem inúmeros tipos de intoxicações alimentares por bactérias, desde a *Salmonella typhimurium* a *Escherichia coli* (E. coli) até a *Clostridium botulinum*. Alguns sintomas são calafrios, febre, diarreia crônica e paralisia muscular. Pode haver também enjoo e vômitos.

Em caso de suspeita de contaminação por comida, procure um médico. Para ajudar na recuperação, servem de auxílio nutricional o alho, um poderoso desintoxicante, e alimentos ricos em potássio, como frutas e verduras folhosas, para repor os minerais perdidos. Iogurtes com probióticos ajudam a restabelecer as bactérias benéficas dos intestinos. Cápsulas de carvão vegetal (de lojas de alimentos saudáveis) podem amenizar os efeitos de muitas toxinas, então tome-as aos primeiros sinais de intoxicação. Para reduzir o risco de ter esse tipo de problema, seja precavido. Se tiver qualquer desconfiança em relação a um alimento, não o coma! No entanto, tomar uma cápsula de alho antes de comer ajuda a matar agentes patogênicos. Como não dá para controlar o que se come nos restaurantes, em casa você pode tomar medidas preventivas. Siga as dicas de higiene do quadro abaixo.

Higienização básica de alimentos

- Lave as mãos antes de manusear alimentos e após lidar com carne crua.

- Mantenha sempre a comida quente ou fria, nunca em temperatura ambiente.

- Cuide para que os alimentos cozidos estejam aquecidos o suficiente e por igual.

- Se for comer ao ar livre, verifique se o alimento está fresco e coma-o logo ao ser servido. Não o deixe exposto ao sol.

- Não compre alimentos com a embalagem danificada ou estufada, mesmo que esteja em oferta. Nenhum desconto vale o risco de sofrer grave intoxicação alimentar.

- Não deixe carne crua em contato com outros alimentos durante o preparo ou armazenamento. Use tábuas distintas para cortar tipos diferentes de alimento.

Azia e indigestão

A azia é caracterizada por um desconforto que parece subir do estômago para a garganta, acompanhado de queimação. A indigestão é parecida, mas a sensação é estática. O tratamento tradicional para ambos é com antiácidos, embora isso não seja inócuo, uma vez que seu uso contínuo perturba o equilíbrio ácido-base (pH) do corpo e aumenta o risco de intoxicação por alumínio. Os sistemas tampão que o corpo emprega para equilibrar o pH sofrem muita pressão, e se isso for acompanhado de uma alimentação rica em proteínas, os rins serão prejudicados.

Vemos muitos pacientes cujos problemas são atribuídos à sua alimentação. Se tiver tendência a azia ou indigestão, simplifique as refeições. Comer muitas proteínas, alimentos crus e cozidos de uma só vez pode sobrecarregar o sistema digestório. A comida deve ser ingerida lentamente e mastigada de maneira adequada. Evite engolir qualquer coisa quente demais ou gelada ao extremo. Cafeína, alimentos picantes, álcool e açúcar irritam o estômago. Se for um problema constante, consulte um nutricionista, pois pode haver alguma intolerância alimentar ou deficiência enzimática. Mas se tiver passado a sofrer de indigestão de uma hora para outra, e ela for forte e persistente, visite um médico para descartar causas mais graves.

Hérnia de hiato

A hérnia de hiato é a protrusão do estômago em direção ao peito, gerando o refluxo da comida nele contida para o esôfago. Os sintomas são azia, indigestão, eructação e sensação de queimação em virtude do contato do ácido gástrico com a delicada mucosa do esôfago, o que, a longo prazo, pode provocar úlceras esofágicas.

Beber suco de aloe vera (babosa) duas vezes ao dia ajuda a acalmar a região. O zinco é ótimo para a recuperação dos tecidos e está presente em sementes de abóbora, grãos integrais, ovos, peru e moluscos, como ostras, lagostas, mexilhões e caranguejos.

Hemorroidas

As hemorroidas são caracterizadas pela dilatação das veias em torno do ânus. Esse problema bastante comum causa em geral muita dor e desconforto. Alguns sintomas são inchaço, irritação, queimação e sangramento do ânus. (Tenha sempre em mente: sangue nas fezes é caso para avaliação médica.)

A pouca ingestão de fibras e de água pode ser responsável pelas hemorroidas, pois fazer força para evacuar exerce pressão desnecessária sobre as veias. Ingerir mais fibras por meio de verduras e grãos integrais deixa as fezes menos duras, facilitando sua passagem. Alimentos ricos em cálcio e magnésio auxiliam a cura. Verduras, legumes, oleaginosas e sementes são boas fontes desses minerais. Hemorroidas graves e debilitantes requerem tratamento médico.

Síndrome do intestino irritável

Estima-se que 15 por cento da população do Reino Unido e 20 por cento da dos Estados Unidos sofrem de síndrome do intestino irritável (SII). Nela, os movimentos do trato digestório sofrem desarranjo, atrapalhando seu ritmo natural. A passagem dos alimentos é então interrompida, resultando em acúmulo de toxinas e resíduos. Os sintomas são dor e distensão abdominal, e alternância de surtos de diarreia e prisão de ventre. A má absorção de nutrientes também é muito comum.

Doenças e tratamentos

É importante recuperar o tônus muscular dos intestinos, e as vitaminas do complexo B são as mais indicadas para isso. Elas estão presentes em grãos integrais, peixes, ovos e gérmen de trigo. Comer iogurtes com probióticos diariamente estimula o crescimento das bactérias benéficas dos intestinos – isso é vital para o sistema digestório, bem como a síntese das vitaminas B. Acredita-se que quem sofre dessa síndrome necessita de grandes quantidades de proteínas: as fontes de proteínas do grupo A, como tofu, peixes e frango, são as melhores.

> **dica de nutrição**
> A maçã estimula o desenvolvimento de bactérias "do bem" no intestino grosso. Além disso, contém pectina, que ajuda a remover o excesso de colesterol e os metais pesados do trato digestório.

Úlcera péptica/duodenal

Nesse problema doloroso, a mucosa do estômago ou do duodeno sofre erosão, causando irritação dos tecidos. O sintoma clássico é uma dor que queima, especialmente depois de comer. As úlceras são associadas com o estresse, pois este afeta negativamente a produção de ácido gástrico. Outro fator é a infecção provocada pela bactéria *Helicobacter pylori*, que consegue sobreviver no estômago e contribui para a inflamação e a erosão de sua mucosa. Seu médico ou nutricionista pode pedir um exame para verificar a presença da bactéria e tratá-la adequadamente. Os medicamentos usados incluem antiácidos (mas estes têm efeitos colaterais – veja p. 93), ou a ingestão de grandes quantidades de água para diluir o ácido e atenuar a dor. O repolho é um tônico fantástico para a mucosa do estômago e do intestino delgado. Ele ajuda a recuperar o muco protetor, defendendo e curando suas delicadas células. Uma boa maneira de incluí-lo na dieta é beber suco de repolho fresco e maçã todos os dias até os sintomas melhorarem. O suco de repolho também é rico em metionina, aminoácido que auxilia a desintoxicação do fígado e acelera a cura.

Evitar alimentos processados, sal, temperos picantes, café e frituras ajuda a aliviar a dor e a evitar novos episódios. O melhor é fazer várias refeições pequenas ao longo do dia, compostas de grãos integrais, legumes no vapor e um pouco de proteína do grupo A, que apenas três refeições grandes. Assim como no caso da azia, se a pessoa sentir muita dor, sobretudo se tiver mais de 30 anos e estiver perdendo peso, um médico deverá ser consultado para verificar se não se trata de algo mais grave.

Doença de Crohn

Doença que atinge os intestinos delgado e grosso, causando inflamação, espessamento e ulceração. Entre os sintomas estão perda de peso, diarreias fortes e frequentes, distensão estomacal persistente e intolerâncias alimentares que se manifestam por fadiga crônica, dores musculares, erupções na pele e acne. Em casos graves, uma cirurgia para a remoção de partes do intestino delgado pode ser necessária.

O controle nutricional dá bons resultados. Normalmente, requer a retirada de produtos de trigo e laticínios para reduzir a inflamação e o excesso de muco. Outros tipos de intolerância agravam a doença, como frutas cítricas, tomate, comidas condimentadas, pimenta em grão, café, refrigerantes de cola e bebidas alcoólicas. Deve-se, portanto, passar longe desses alimentos.

A primeira coisa a fazer é tratar a inflamação causada pela doença. Nos primeiros meses, é essencial diminuir o consumo de fibras insolúveis, então, deve-se comer menos frutas, especialmente as que contêm sementes pequenas, como morango e kiwi, que irritam o trato digestório. Uma dieta leve, contendo batatas sem casca, peixes no vapor, aves, legumes macios como abobrinha, espinafre, ervilha, abóbora-cheirosa e inhame selvagem, faz muito bem.

Os peixes devem constituir a maior fonte de proteínas, pois contêm ácidos graxos essenciais ômega-3, que têm ação anti-inflamatória, e vitamina E, que além de antioxidante, promove a recuperação dos tecidos. Alimentos ricos em zinco também são importantes por suas propriedades curadoras. Alguns exemplos são aves, ovos e frutos do mar (que também contêm selênio, um antioxidante). Já os grãos integrais, embora sejam boa fonte de zinco, devem ficar de fora da alimentação até que os sintomas tenham desaparecido.

Colite ulcerativa
O cólon é a vítima dessa dolorosa doença que provoca a erupção de úlceras. Os sintomas mais comuns são diarreia sanguinolenta, presença de muco nas fezes e dor aguda.

Embora as fibras sejam necessárias, apenas um tipo é adequado. Nós, assim como outros nutricionistas, aconselhamos a redução de fibras insolúveis (encontradas no milho-verde e em legumes ricos em amido, como cenoura, nabo e pastinaca), pois são de difícil digestão para quem tem esse problema. Grãos integrais devem ser evitados. Arroz branco cozido é indicado, pois acalma o trato digestório, especialmente se preparado com um pouco de alho. Oleaginosas e sementes são irritantes e, portanto, não devem ser consumidas. Todos os açúcares e carboidratos simples – pães, biscoitos, bolos, tortas, massas – devem ser excluídos da alimentação. Trigo pode agravar o problema, então verifique sempre sua presença nos alimentos antes de ingeri-los.

Para quem sofre de colite ulcerativa é recomendável fazer várias pequenas refeições durante o dia, em vez de três grandes. Pela mesma razão, a refeição da noite tem de ser mais leve. Bons alimentos são os ricos em fibras solúveis, como frutas, verduras folhosas e seus sucos, principalmente salsa, agrião, repolho, couve e espinafre. Eles irão fornecer fibras ao corpo e não são muito abrasivos.

A vitamina E é essencial para o processo de cura, então coma bastante abacate, couve e inhame, que amenizam a inflamação e acalmam a ulceração. Os ácidos graxos essenciais ômega-3 são anti-inflamatórios e encontrados em peixes oleosos, como salmão, atum, arenque, sardinha e carapau. Óleo de semente de girassol ou de abóbora também ajudam. Compre óleos prensados a frio e evite aquecê-los sempre que possível.

Tanto a doença de Crohn como a colite ulcerativa são males graves com complicações que ameaçam a vida. Qualquer tratamento nutricional deve ser realizado juntamente com tratamento médico convencional.

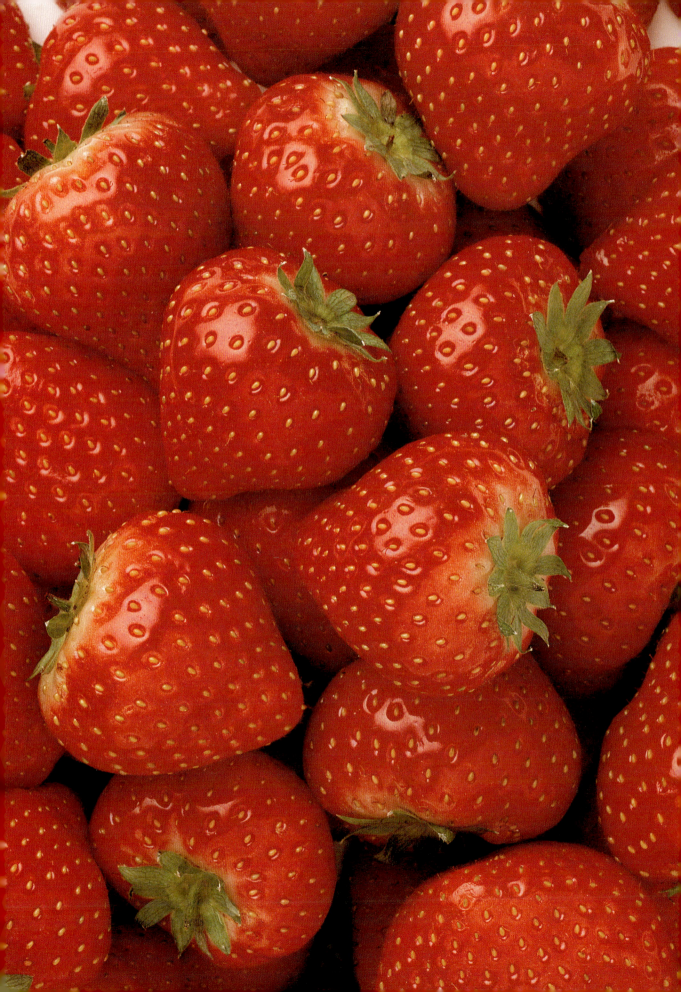

o sistema imunológico

O sistema imunológico é extremamente complexo. Ele lida praticamente o tempo todo com partículas invasoras potencialmente nocivas. Enquanto você lê estas palavras, é bem provável que seu sistema imunológico esteja travando uma batalha com um exército de agentes patogênicos (microrganismos prejudiciais, como bactérias e vírus).

Os agentes patogênicos estão por toda parte – no ar, nos objetos, na comida e na água. Estão em nosso corpo, escondidos na pele, nos pelos e sob as unhas. E conseguem entrar em nosso organismo. Se o nosso sistema imunológico não estiver funcionando bem, esses agentes podem iniciar uma infecção.

Mas, com que frequência nos preocupamos com a nossa imunidade? Muitas pessoas tomam vitamina C e bastante suco de laranja quando estão resfriadas, mas isso é tudo o que sabem a esse respeito. Para compreender exatamente como funciona o sistema imunológico seria preciso uma vida inteira, mas é importante entender o básico para sabermos como a nutrição e o estilo de vida podem ajudar ou atrapalhar a imunidade. Enquanto isso, descubra como está sua resistência respondendo às questões da página 98.

Proteção básica

O corpo tem sistemas inteligentes para se proteger de ameaças. A pele constitui a primeira linha de defesa, formando uma barreira que nos envolve. Sua superfície é protegida por sebo, uma camada oleosa que inibe o desenvolvimento de algumas bactérias. As glândulas sudoríparas, dentro da pele, também ajudam a combater minúsculos micróbios possivelmente perigosos, liberando suor para lavá-los da superfície da pele.

Nos olhos, os canais lacrimais auxiliam a eliminar as bactérias invasoras produzindo líquido extra na tentativa de colocar para fora as partículas ameaçadoras. As pessoas que sofrem de febre do feno conhecem muito bem essa reação nos meses de verão, quando há mais pólen no ar e os olhos lutam para repeli-los vertendo lágrimas.

O ar que respiramos contém muitas partículas perniciosas, que são combatidas pelo trato respiratório. A pele interna (o epitélio) do trato respiratório é revestida por minúsculas protrusões (cílios) que barram partículas estranhas. Para ajudar a segurar os agentes patogênicos a secreção de muco aumenta – uma substância chamada imunoglobulina A secretora (IgAs), presente no muco, neutraliza os invasores.

À ESQUERDA As frutas vermelhas são ricas em vitamina C e fortalecem a imunidade.

Doenças e tratamentos

Teste seu sistema imunológico

Seu sistema imunológico funciona corretamente? As questões a seguir lhe darão uma ideia.

1. Você pega resfriados ou gripes com frequência?
2. Quando fica resfriado, é difícil se livrar dele?
3. É comum sentir-se estressado?
4. Sofre de depressão ou ansiedade?
5. É alérgico a algum tipo de alimento?
6. Tem o hábito de tomar analgésicos?
7. Sofre de febre do feno?
8. Usou antibióticos mais de uma vez no último ano?
9. Tem dores de garganta?
10. Consome bebidas alcoólicas mais que três vezes por semana?
11. Costuma ter dores de cabeça?

- Se você tiver respondido **"sim" a três questões**, pode ser que seu sistema imunológico precise de algum reforço.
- Se tiver respondido **"sim" a quatro questões**, é bem mais provável que sua imunidade necessite de atenção.
- **Cinco ou mais respostas "sim"** revelam que seu sistema está sobrecarregado.

A saliva presente na boca ajuda a lavar tanto os micróbios que entraram pelo ar como aqueles que vieram junto com a comida. Ao engolir a saliva, ela se mistura com o líquido do estômago, que contém um ácido forte, o ácido clorídrico (veja pp. 85-86). Ele destrói a maior parte das bactérias que foram ingeridas. Algumas, no entanto, como a *Helicobacter pylori*, não são exterminadas. Caso os micróbios consigam chegar aos intestinos, a flora (conjunto de bactérias) benéfica que ali vive deve combater os invasores.

Resumindo, o corpo todo tem alguma proteção externa e interna. Mas às vezes, apesar disso, os invasores conseguem vencer o sistema de defesa e provocar doenças.

O sistema imunológico

A força imunológica

Então, o que acontece quando ingerimos ou inalamos um agente patogênico ou micróbio potencialmente perigoso? A "força imunológica" que nos protege é como uma frota mercante cercando uma ilha – o corpo. Ela nos protege do mundo exterior e também é responsável por detectar e limpar fragmentos e células de comportamento estranho, como as cancerosas. Os comandantes, em posições estratégicas, controlam embarcações individuais, orientando o combate onde for necessário. A frota é composta de células imunológicas. Algumas delas navegam pelo corpo vigiando os inimigos, enquanto outras ficam em posições específicas e atacam os inimigos que passam por elas. As primeiras são chamadas macrófagos, que destroem e digerem agentes patogênicos, um processo conhecido como fagocitose (veja p. 100). As células imunológicas são em geral transportadas pelo sangue. Existem dois tipos de células, ou glóbulos, no sangue – as vermelhas e as brancas, com funções distintas.

Glóbulos vermelhos

São as células imunológicas do corpo existentes em maior número. Elas são sintetizadas na medula óssea, de onde são liberadas para a corrente sanguínea. Seu principal papel é levar oxigênio para todo o corpo, mas também atraem agentes patogênicos que, por sua vez, atraem a atenção dos glóbulos brancos. Os glóbulos vermelhos vivem por pouco tempo, e ao perderem suas funções, são filtrados e eliminados.

Glóbulos brancos

Há diversos tipos de glóbulos brancos, e sua função é defender o corpo. Alguns estão envolvidos com reações a parasitas e alergias, como febre do feno e asma, enquanto outros enfrentam inflamações e infecções.

O linfócito T auxiliar é um glóbulo branco muito importante. Ao sentir a presença de agentes patogênicos, age como um sistema de alerta, avisando os defensores da imunidade do corpo para que ataquem os invasores. Em casos de HIV, são os linfócitos T auxiliares que são reduzidos, incapacitando o sistema imunológico de reagir a uma invasão.

Complemento e interferon

O complemento (veja p. 111) e o interferon também fazem parte da frota imunológica. São forças suplementares que a frota pode enviar em caso de necessidade de reforço. Elas têm alvos específicos e são solicitadas quando outras partes do sistema imunológico reconhecem agentes patogênicos específicos. O complemento está envolvido unicamente na destruição de células tumorais e na neutralização de alguns vírus, como o *Herpes simplex*. O interferon é uma substância secretada pelo tecido como forma de autodefesa, uma vez que tenha sido afetado por um patógeno. Tem propriedades antivirais e conta diretamente com a vitamina C e o mineral manganês: é por isso que a suplementação de vitamina C é tão necessária para a recuperação de gripes e resfriados.

Localização de uma infecção

Com o propósito de entendermos o funcionamento do sistema imunológico, vamos rastrear o progresso de uma infecção para ver como ela inicia uma doença.

Imagine-se sentado em um café com amigos, e a pessoa da mesa ao lado dá um espirro. Gotículas

Doenças e tratamentos

são lançadas no ar a 185 km/h. Por apenas alguns segundos elas são infecciosas. E, pela força do acaso, você as inala. Assim, o agente infeccioso que fez seu vizinho de mesa espirrar encontrou agora um novo hospedeiro – você.

Seu sistema imunológico entra direto em ação: primeiro, seu nariz tenta prender e neutralizar o patógeno. Se não der certo, este entra no tecido do corpo, onde danifica células, liberando substâncias normalmente mantidas dentro delas, como a histamina. Isso é parte do processo inflamatório, descrito em detalhes nas páginas 107-113. A liberação de histamina alerta os glóbulos brancos (veja p. 99), que se deslocam até o tecido afetado e iniciam seu trabalho para destruir o agente patogênico. Este é danificado e suas próprias células liberam antígenos, que atraem a atenção dos linfócitos B. Os linfócitos B começam a produzir "redes" para aprisionar o patógeno, desarmando-o para torná-lo visível para os macrófagos, que chegam e digerem o invasor. Durante esse processo, sua temperatura corporal pode se elevar, pois o corpo regula o termômetro interno para incapacitar o agente patogênico. Pode ser que você fique com o nariz entupido e tenha um pouco de dor de garganta e de cabeça – os sintomas clássicos do resfriado.

Mas, e seus companheiros de café? Talvez tenham sido infectados, talvez não. A força (ou fraqueza) do sistema imunológico determina nossa individualidade bioquímica. Quem tem resistência baixa por má alimentação e consumo de imunossupressores, como álcool e açúcar, pode ficar resfriado, enquanto uma pessoa com imunidade alta provavelmente não ficará doente, pois sua tropa imunológica enfrentará a infecção na hora.

Para cada pessoa, o agente patogênico é o mesmo, mas o ambiente que ele encontra é diferente. Veremos agora a melhor maneira de fornecer ao seu sistema imunológico a nutrição que ele necessita.

dica de nutrição

Para um perfeito almoço ativador de imunidade, que tal experimentar a deliciosa salada de agrião com peito de peru quente da página 156? Ela o suprirá de muita vitamina C, além de magnésio, cálcio, potássio e betacaroteno.

Nutrição e o sistema imunológico

Enquanto a força imunológica luta contra um resfriado, é provável que outros patógenos estejam tentando invadir seu corpo. A constante ameaça de infecção exerce muita pressão no sistema imunológico, e nós devemos ajudá-lo garantindo-lhe todos os nutrientes necessários para continuar lutando. Alimentar as tropas deve ser a prioridade máxima.

Vitamina C

A vitamina C é provavelmente a mais importante para a saúde do sistema imunológico. Ela tem fortes propriedades antivirais, que são importantes porque os vírus, mesmo quando estão inativos, já sabem como debilitar a imunidade. Seu papel como apoio para o interferon e o complemento já foi discutido (veja p. 99).

A vitamina C também é antibacteriana: desintoxica as bactérias e evita sua reprodução. E ainda é essencial para o processo de desarmar e devorar os patógenos invasores realizado pelas células imunológicas, pois estimula a produção de anticorpos específicos. Esse processo é intensificado pela presença de zinco.

O sistema imunológico

A vitamina C e o enxofre são necessários para a produção de colágeno e tecido conjuntivo fortes, que separam e revestem áreas distintas do corpo. Fracos, eles dão acesso fácil aos agentes patogênicos para se alastrar pelos órgãos e tecidos. Bons níveis de vitamina C ajudam a criar a força de que o tecido conjuntivo precisa para conter as infecções em áreas delimitadas dentro do corpo.

Os efeitos positivos e importantes que a vitamina C tem sobre a imunidade não devem ser subestimados. Quando o sistema imunológico está enfraquecido, é fundamental atender à maior necessidade desse nutriente vital. Quando goza de boa saúde, um adulto precisa de 1.000-2.000 mg por dia de vitamina C. Essa necessidade duplica ou triplica quando a imunidade está comprometida.

O corpo não é capaz de fabricar sua própria vitamina C, por isso precisa obter o suprimento diário adequado por meio da alimentação e de suplementos nutricionais. Entre as fontes naturais dessa vitamina estão morango, kiwi, melancia, agrião e batata-doce. Se sua dieta contém muitas frutas, verduras e legumes, é provável que você já obtenha vitamina C suficiente. Contudo, se consome muita bebida alcoólica, fuma, anda estressado ou está passando por uma fase em que seu sistema imunológico precisa de força, talvez você precise de suplementação. Talvez seja preciso fazer um exame para avaliar se seu corpo atingiu o limite de vitamina C. Diarreia indica que as células foram inundadas com vitamina C, portanto a dose tem de ser reduzida à metade.

Vitamina A
O sistema imunológico precisa de suprimentos adequados de vitamina A para funcionar corretamente, uma vez que tem fortes propriedades antivirais. Ela é importante para a saúde das membranas mucosas, como as encontradas em narinas, garganta, boca, pulmões e vagina, já que essas superfícies estão sempre lutando contra os patógenos invasores. Grandes concentrações de vitamina A podem ser encontradas em frutas e verduras vermelhas e amarelas, como cenoura, pêssego e abóbora, e em verduras verdes, como brócolis. Está presente também no queijo amarelo, nos ovos e no fígado. As gestantes não devem tomar suplementos de vitamina A, ou comer fígado, a menos que isso seja recomendado por seu médico.

Vitamina B_6
A capacidade dos glóbulos brancos de comer agentes patogênicos ameaçadores é aumentada por essa vitamina. Além disso, a glândula timo precisa de bons níveis de B_6. Arroz integral, levedo de cerveja e verduras verdes são boas fontes.

Magnésio
Esse mineral vital costuma faltar na alimentação. Em se tratando de imunidade, o magnésio está envolvido na síntese do complemento (veja p. 99) e é essencial para o funcionamento adequado do timo. O magnésio também é necessário para a formação de prostaglandinas (compostos semelhantes aos hormônios presentes em todos os tecidos) e por controlar os níveis de histamina (veja p. 110). Ele é encontrado em verduras verde-escuras, peixes, soja e sementes de gergelim e de abóbora.

Cálcio
Outro mineral vital, o cálcio tem muitas funções no sistema imunológico. Antes de tudo, está envolvido

na síntese das enzimas que as células T usam para vencer os invasores patogênicos. Assim como a vitamina C, é essencial para tornar os glóbulos brancos aptos a destruir certos vírus. A complementação também depende da concentração de cálcio no corpo. Embora os laticínios apresentem alto teor de cálcio, eles costumam conter muitas gorduras saturadas, que são consideradas pró-inflamatórias e, portanto, prejudiciais ao sistema imunológico. Assim, é melhor obter cálcio por meio de ovos e peixes. Consumir oleaginosas, sementes e verduras verdes proporciona bom equilíbrio tanto do cálcio como do magnésio.

Ferro

O ferro pode ser tanto útil como prejudicial ao sistema imunológico. Ele tem papel essencial na produção de todos os glóbulos brancos e está envolvido na síntese de anticorpos. Mas, na presença excessiva de ferro, as bactérias fazem a festa. Isso não quer dizer que durante uma infecção os alimentos ricos em ferro devam ser excluídos da dieta – apenas, que os suplementos de ferro não devem ser tomados nesse período. As fontes mais ricas são verduras verdes, fígado e pão integral. Ele é encontrado também em frutas secas e cereais.

A constante ameaça de infecção exerce muita pressão no sistema imunológico. Devemos garantir todos os nutrientes necessários para mantê-lo funcionando.

Selênio

Os níveis de selênio nos vegetais dependem do solo em que são cultivados. Hoje, alguns terrenos mostraram possuir baixas concentrações desse oligoelemento; dessa forma, os alimentos neles cultivados terão deficiência desse mineral, mesmo com a aparência e o sabor perfeitos. O selênio participa da síntese de anticorpos. Sem ele, uma célula imunológica não é capaz de copiar adequadamente as células que produz em reação a uma infecção repetida. Assim como muitos outros nutrientes, o selênio trabalha melhor em combinação com uma vitamina, no caso a vitamina E. Fontes ricas em selênio são fígado, moluscos, cebola, alho, grãos integrais e cereais – embora uma certa quantidade possa vir de verduras verdes.

Zinco

O zinco é essencial para que timo produza células T, que combatem os agentes patogênicos. Também é necessário para a maturação das células T.

Manganês

Esse oligoelemento é necessário para a produção de interferon (veja p. 99). O corpo em geral carece de quantidade suficiente dele. Sua função é formar ossos e cartilagens e controlar o metabolismo da glicose. Alguns sinais de deficiência de manganês são falta de equilíbrio, confusão e dor nos joelhos. Boas fontes são cereais integrais, leguminosas, verduras verdes, gérmen de trigo, farelo de arroz, oleaginosas, gengibre e cravo-da-índia. Já chás, café, cigarro e altas doses de ferro e zinco atrapalham a absorção de manganês.

O sistema imunológico

As dez melhores verduras e legumes para o sistema imunológico

Ao pegar uma infecção, coma bastantes verduras e legumes crus e passados levemente no vapor, pois eles ajudam o sistema imunológico a se defender dos agentes patogênicos. Os que estão ilustrados abaixo são perfeitos, pois contêm grande teor de antioxidantes que auxiliam no combate aos danos provocados pelos radicais livres. Eles também têm fortes propriedades antivirais, antibacterianas e antifúngicas, além de serem antibióticos naturais.

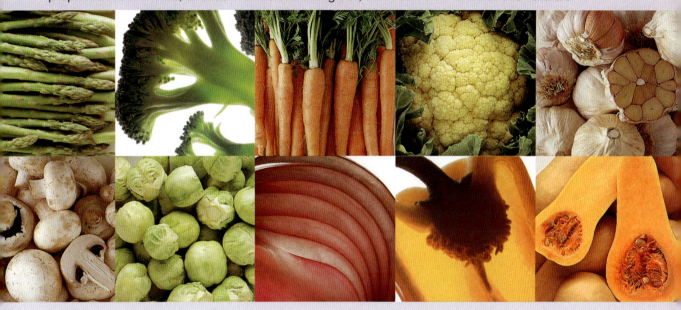

Para garantir que você obtenha a quantidade adequada de carboidratos e proteínas, inclua lentilha, pão e arroz integrais, que também são boas fontes de minerais para ativar o sistema imunológico.

Inibidores imunológicos

Já vimos quais nutrientes ativam e reforçam o sistema imunológico, agora precisamos ver quais são os fatores nutricionais que não atrapalham o trabalho de nossa força protetora vital.

Açúcar

O açúcar, em qualquer de suas formas, inibe a atividade dos glóbulos brancos, que destroem os patógenos, em até cinco horas após ter sido consumido. Um cereal com açúcar no café da manhã, seguido por biscoitos doces, refrigerantes e chá ou café adoçados ao longo do dia, mais uma refeição instantânea cheia de açúcares ocultos podem suprimir o seu sistema imunológico permanentemente. Pare com isso! Tais alimentos não contêm qualquer valor nutritivo, acabam com seus dentes e fazem você engordar.

Álcool

Por ser um açúcar simples, o álcool tem o mesmo efeito. Mesmo que sua imunidade esteja boa, reforçada por uma alimentação rica em nutrientes, o álcool pode atrapalhar as atividades benéficas

Doenças e tratamentos

Aumente sua imunidade – alimentos que fortalecem

Para estimular o sistema imunológico, escolha pelo menos cinco frutas, verduras e legumes da lista abaixo para cada dia da semana.

Segunda-feira
Groselha preta, grapefruit, melão-cantalupo, maçã, cenoura, beterraba, aipo, couve.

Terça-feira
Nectarina, laranja, limão-siciliano e limão-taiti, brócolis, erva-doce, abóbora.

Quarta-feira
Tangerina satsuma, mexerica, manga, couve-de-bruxelas, cebola, tomate, batata-doce.

Quinta-feira
Damasco, tâmara, figo, repolho, alho, urtiga, agrião.

Sexta-feira
Blueberry, pêssego, mamão, couve-flor, coco, batata, espinafre.

Sábado
Morango, groselha preta, cranberry, ameixa seca, aspargos, palmito, couve.

Domingo
Framboesa, cranberry, cereja, abacaxi, abacate, rabanete, nabo.

---

das células imunológicas. Embora seja verdade que 1 taça de vinho tinto contém importantes antioxidantes, existe um equilíbrio a ser encontrado. Sabe-se que 1 taça de vinho ao dia tem efeitos positivos na saúde em geral (particularmente o coração), mas se você beber muito mais que isso, a lei dos rendimentos decrescentes se aplica.

Cafeína

Café, chás e refrigerantes contêm cafeína e inibem a absorção de nutrientes vitais, além de suprimir diretamente o sistema imunológico. Descobriu-se, contudo, que o chá-verde estimula as funções imunológicas, e que deve ser usado como substituto do chá-preto, que contém cafeína. A água ajuda a limpar as toxinas do corpo, reduzindo o esforço que o sistema imunológico tem de fazer diariamente.

Metais pesados

Elementos como cádmio (em cigarros), chumbo (na fumaça dos carros e nos encanamentos velhos), alumínio (em panelas), urânio (na poluição atmosférica) e mercúrio (em obturações de amálgama) são altamente tóxicos. Eles se depositam em tecidos macios do cérebro, sistema nervoso, rins, fígado, olhos e pulmões. Por seu comportamento de radicais livres, geram danos consideráveis às células corporais e interferem no funcionamento normal dos tecidos.

Esses elementos são um escoadouro constante de recursos imunológicos. Quando em grandes

O sistema imunológico

quantidades, esses minerais tóxicos contribuem para a deficiência de zinco, selênio, enxofre, ferro e cálcio. Alguns dos sintomas de intoxicação por metais pesados são dores de cabeça, enxaqueca, perda de memória, hiperatividade, problemas nervosos e infecções frequentes. Um nutricionista pode pedir a análise de minerais do cabelo para determinar os níveis tóxicos de metais pesados e montar um programa de desintoxicação.

Estresse
O estresse enfraquece a produção de glóbulos brancos e leva ao enfraquecimento da glândula timo. As células linfáticas no timo e os linfonodos do corpo se desintegram, diminuindo a proteção proporcionada por esses importantes elementos do sistema imunológico. Para informações mais detalhadas sobre estresse e imunidade, veja as páginas 73-77. Para se aprofundar mais a respeito do sistema linfático, dê uma olhada nas páginas 121-135 sobre coração e circulação sanguínea.

Luto/Sentimento de perda
A perda de alguém próximo tem efeito devastador no nosso sistema imunológico. O luto nunca deve ser subestimado, e muitas vezes problemas antigos podem vir à tona alguns meses depois. Às vezes, esses problemas surgem de maneira mais severa do que na sua ocorrência anterior. Caso esteja preocupado, consulte um médico para fazer um check-up e verificar se os sintomas são novos ou se indicam uma recaída em virtude da situação.

O sentimento de perda não se aplica apenas à morte de um parente ou amigo. Existem outros tipos de perda, como sair da casa da família ou terminar um relacionamento. Até mesmo mudanças na carreira influenciam a imunidade.

Antibióticos
O sistema imunológico está intimamente ligado à saúde dos intestinos. Estes, ou o cólon, contêm milhões de bactérias, algumas consideradas "do bem", outras não. O cólon tem um equilíbrio natural de bactérias, embora seja sensível e facilmente perturbável, tanto pelo excesso de açúcares simples como pela ingestão de antibióticos. Atualmente, os médicos têm receitado antibióticos com maior cautela, pois acredita-se que a dependência excessiva em relação a esse tipo de medicamento venha a pôr em risco nossa capacidade de combater doenças no futuro.

Muitas bactérias produzem antibióticos naturais que agem contra infecções virais, bacterianas e fúngicas. Quando tomamos medicamentos antibióticos, estes danificam algumas das bactérias benéficas, além das bactérias que pretendiam matar.

O fungo *Candida albicans*, que vive em nosso corpo (a maior parte do tempo muito feliz), pode sair do controle e se proliferar. Quando isso acontece, inibe a ação imunológica, diminuindo a produção de glóbulos brancos. O uso frequente de antibióticos pode gerar infestação desse fungo, mas pode ser domado por uma dieta rigorosa que exclua todos os açúcares e da qual façam parte antibióticos e antifúngicos naturais, como alho e cebola.

Pessoas com histórico de uso de antibióticos devem seguir um regime que propicie a recolonização das bactérias do bem no intestino. Já vimos reações imunológicas muito boas a esse tratamento. Recomendamos a suplementação com probióticos na forma de iogurtes naturais sem açúcar ricos em *Lactobacillus acidophilus* e *Bifidobacteria*. Devem ser consumidos três vezes por semana. Se preferir, existem suplementos desses probióticos.

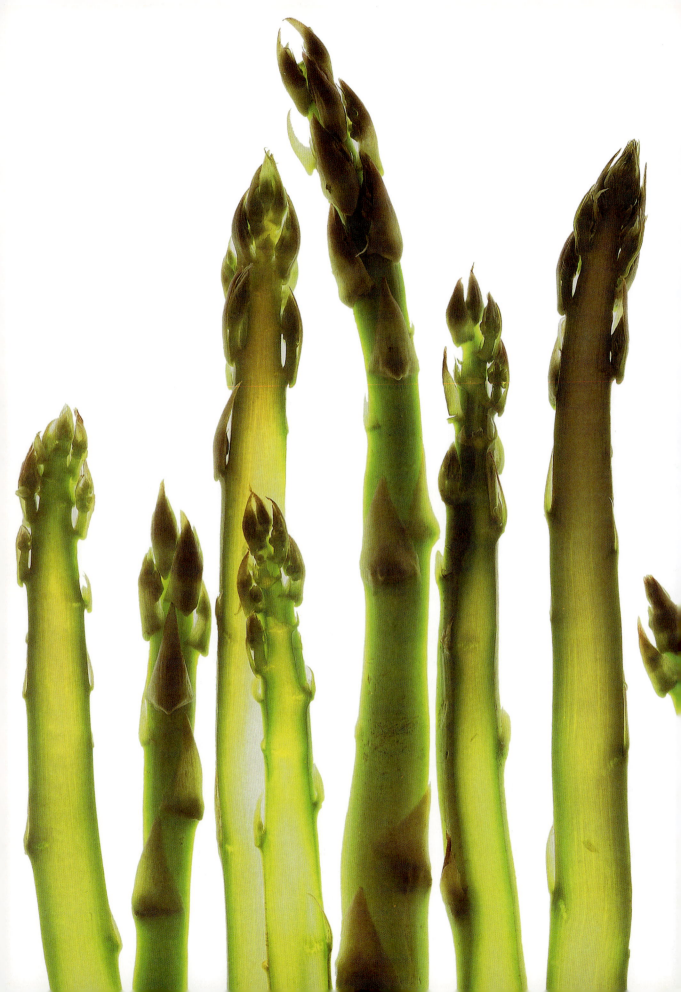

inflamação

A inflamação é a reação a uma lesão, infecção ou a uma substância irritante. A maioria das pessoas enxerga a inflamação, com a dor, o inchaço e a vermelhidão que a acompanham, como algo desagradável e inconveniente. No entanto, são reações muito positivas e bem-vindas, necessárias para que o corpo consiga se recuperar.

O sistema imunológico é o defensor do corpo e entra em ação sempre que necessário. Ele se arma com seus recursos para lutar contra invasores como bactérias e vírus, ou para ajudar na recuperação de uma lesão ou doença, ou para gerar reação a um fator irritante ou estimulante externo – e, para o corpo humano, o mais poderoso deles é o alimento. O sistema imunológico ataca os problemas gerando uma série de reações, e uma delas é a inflamação.

Há inúmeras evidências que mostram que a alimentação tem relação direta com o funcionamento do sistema imunológico. Por exemplo, uma dieta rica em frutas, verduras, legumes, ácidos graxos essenciais e grãos integrais pode ajudar a controlar a reação inflamatória; já uma dieta pobre, à base de alimentos processados e de conveniência, carne vermelha e laticínios pode gerar inflamações desnecessárias.

Certos alimentos chamam a atenção por suas propriedades anti-inflamatórias, como o morango e a lentilha. Outros, como o tomate e a batata, são tidos como provocadores de inflamação.

Tipos de inflamação

Existem dois tipos de inflamação: aguda e crônica. A aguda ocorre como resposta do corpo a um trauma (lesão), irritação, infecção ou a um alérgeno (variando de produtos químicos a alimentos). A inflamação crônica é um problema de longo prazo. O uso excessivo de uma parte específica do corpo, o desgaste geral e o avanço da idade são fatores que contribuem para o seu desenvolvimento.

Os primeiros sinais de inflamação aguda são dor, inchaço, vermelhidão e queimação. Eles são gerados pela dilatação dos vasos ao redor da região afetada, fazendo os mediadores imunológicos (substâncias envolvidas no processo inflamatório) afastar ou dispersar o tecido danificado ou a bactéria. Essa é a primeira etapa do processo de cura. No entanto, se por algum motivo a inflamação não for curada, ela se tornará crônica, pelo fato de o sistema imunológico se tornar ou superestimulado, hiperativo ou difícil de parar – ou qualquer combinação dos três. Um exemplo disso é o lúpus eritematoso sistêmico, uma doença autoimune que pode atacar muitos órgãos do corpo (veja p. 117).

À ESQUERDA Os aspargos são um tônico para o fígado e ajudam a reduzir a inflamação.

Doenças e tratamentos

O processo inflamatório

Inflamações são comuns. Pense no que acontece quando cortamos ou prendemos um dedo: a área fica vermelha e inchada, muitas vezes acompanhada de dor, podendo levar à perda temporária de suas funções. Em qualquer outra parte do corpo a reação é a mesma, independentemente do motivo – seja a lesão resultante de uma pancada, de um estresse interno, seja de um irritante.

A maioria das pessoas acaba tomando um anti-inflamatório analgésico. Na verdade, tanta gente faz isso que os analgésicos sem prescrição médica se tornaram as drogas mais vendidas no mundo. Mas apesar de ser desagradável, a inflamação é um sinal de que nosso sistema imunológico está funcionando bem.

Então, em vez de revirar a gaveta de remédios, precisamos admitir que o processo inflamatório é uma função vital do sistema imunológico, e que quando ocorre são apenas nossas defesas naturais se mobilizando para lidar com a lesão, mesmo que seja pequena. Tendo possibilidade, o corpo é capaz de curar a si mesmo.

Os três estágios da inflamação

O processo inflamatório é um fascinante esforço conjunto da pele, do sangue e das células imunológicas para reparar, repor e regenerar o tecido lesionado. Acontece em três etapas.

A primeira ocorre quando o organismo entra em ação logo que uma parte do corpo é afetada. Imediatamente, os vasos sanguíneos em torno da região se dilatam para permitir que mais sangue chegue ao local, levando consigo os nutrientes e as células imunológicas necessárias para reparar e isolar a lesão.

Durante o segundo estágio, a equipe de defesa imunológica vai atrás de qualquer bactéria presente. Células neutrófilas se unem no tecido afetado, prontas para engolir e digerir todas as bactérias. Essa reação impressionante, chamada fagocitose, envolve transformações nas células – elas desenvolvem pequenas saliências (os pseudópodes) que envolvem as bactérias estranhas, dominando-as completamente. As células, então, liberam substâncias químicas que destroem o micróbio agressor. Elas também levam consigo

Características da inflamação

- Vermelhidão
- Dor
- Inchaço
- Calor
- Perda das funções

Como é designada?

Basicamente, "ite" significa "inflamação" e é usado como sufixo de vários termos para descrever problemas na região. Por exemplo, "artrite" quer dizer inflamação das articulações (do grego, *árthron*). "Dermatite" é inflamação da pele (*derma*). As "ites" não constituem a única forma de inflamação. Muitos outros males, como asma, doença de Crohn (veja pp. 94-95) e psoríase também estão relacionados com reações inflamatórias.

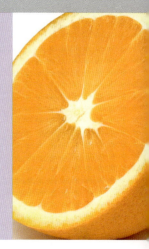

Inflamação

antioxidantes para se proteger de possíveis danos por radicais livres.

Não são só as bactérias que podem ser ingeridas no processo de fagocitose. Células mortas ou deterioradas são removidas da mesma forma. Assim, chega-se ao terceiro estágio, quando a área inflamada é isolada do tecido ao seu redor. A região tende a ficar sensível, às vezes dolorida, e pulsante. Isso faz com que paremos de mexer essa parte do corpo. As células imunológicas (mastócitos) liberam histamina, aumentando a permeabilidade dos vasos sanguíneos, o que torna a eliminação de toxinas e produtos residuais mais eficaz.

Febre
A reação mais forte em uma inflamação é a febre. Ela surge na presença de uma infecção perigosa, que exige que o sistema imunológico trabalhe a todo vapor. As febres podem ser meio assustadoras, mas a compreensão do que de fato acontece ajuda a afastar o medo. A febre gera uma série de reações individuais no corpo, todas trabalhando em conjunto para rechaçar o que a causou. Essas reações, e suas origens, são apresentadas no quadro da página 110.

A temperatura do corpo aumenta, chegando ao máximo quando a luta contra a infecção atinge o clímax. Apesar disso, sentimos frio e temos calafrios, o que faz com que nos agasalhemos bem ou – melhor ainda – nos recolhamos na cama. O corpo parece se entregar. Nos sentimos fracos, nossos sentidos ficam entorpecidos, a fala fica difícil, perdemos o apetite e nos sentimos à parte do mundo que nos rodeia. O corpo está dizendo que precisa de descanso ininterrupto para se recuperar. Esses sintomas duram cerca de três dias – mais ou menos o tempo que o sistema imunológico leva para fazer seu mágico trabalho de regeneração.

Durante esse período, o corpo luta com todas as suas forças contra as bactérias invasoras. As bactérias sobrevivem e prosperam a 36,3 °C – a temperatura normal do corpo. Com o aumento da temperatura, as bactérias não se desenvolvem e sua capacidade de reprodução é reduzida. As células que as ingerem crescem em número, vindas de outras partes do corpo. Enquanto a temperatura do corpo aumenta, a força está a nosso favor: agora há menos bactérias e mais glóbulos brancos. É nesse momento que a batalha é ganha. A febre cede.

Por que a febre é benéfica
A febre pode ser muito preocupante e dramática, tanto para o doente como para quem está de fora. A medicina moderna desenvolveu métodos para baixar a febre; o problema é que interrompê-la também faz parar o processo natural de defesa, e frequentemente essa é a causa de acometimentos mais longos e repetidos de infecção. Isso é muito comum em infecções de ouvido, nariz e garganta em crianças.

Mas não quer dizer que a febre não deve ser controlada. Em adultos, não é raro a temperatura chegar a 40 °C. Curtos períodos de febres tão altas geralmente não apresentam perigo, mas é importante que seu médico esteja ciente de seu estado de saúde.

dica de nutrição
A vitamina C é capaz de eliminar toxinas e baixar a temperatura. Incentive a criança febril a tomar suco de laranja diluído em água ao longo do dia.

Doenças e tratamentos

> **Atenção**. Em crianças, as reações febris são mais frequentes e nunca devem ser ignoradas. Procure o médico se seu filho apresentar febre persistente ou acompanhada de sonolência, delírios, vômitos ou dores fortes. Fique atento em caso de febre alta e erupções na pele que não desaparecem – isso pode ser sinal de meningite e requer atendimento médico urgente. Febre alta pode também causar convulsões e, dependendo do caso, necessitar de medidas para baixar a temperatura.

Causas de inflamação

As inflamações podem ter diversas origens, entre elas ambientais, metabólicas, nutricionais, estruturais, digestivas, infecciosas e por medicamentos ou drogas. Cinco substâncias reagem a esses fatores: histamina, cininas, prostaglandinas, leucotrienos e complemento. Algumas são úteis, outras não. No quadro da página 112 há uma relação de boas fontes nutricionais que promovem ou combatem essas substâncias.

Histamina

Essa substância é derivada dos mastócitos e formada a partir do aminoácido histadina. A histamina tem muitos efeitos sobre o corpo, alguns dos quais fazem parte do processo imunológico. Ela contrai e relaxa os músculos e estimula a dilatação dos vasos sanguíneos. É liberada em grandes quantidades quando a pele é lesionada, como quando surgem vergões. Algumas pessoas produzem mais histamina que outras. As que sofrem de febre do feno costumam produzir muita histamina.

Para controlar alguns efeitos da inflamação é importante reduzir a produção de histamina. Isso pode ser feito sem que seja necessário recorrer a medicamentos anti-histamínicos vendidos sem receita. Basta incluir alguns nutrientes básicos em sua alimentação diária, como mostrado na página 112. Tomar anti-histamínicos pode gerar efeitos negativos no corpo, pois têm de ser eliminados pelo

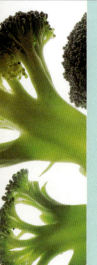

A reação do corpo à febre

Reação	Motivo
Temperatura alta	Diminui a atividade das bactérias que se desenvolvem a temperaturas corporais normais.
Respiração mais rápida	Aumenta o fluxo de oxigênio em todo o corpo.
Batimentos cardíacos acelerados	Bombeia mais sangue para a área afetada, levando nutrientes essenciais para a recuperação e a cura.
Transpiração	Acelera a eliminação de toxinas pela pele e regula a temperatura.

fígado, gerando estresse desnecessário. Isso, por sua vez, torna o órgão menos eficaz na eliminação da histamina natural, criando a necessidade de anti-histamínicos – e o ciclo continua!

Cininas

As cininas são polipeptídios (poli = muitos, peptídios = moléculas de proteínas). Assim como a histamina, são derivadas de aminoácidos. Mas, diferentemente de outras partes da força imunológica, as cininas não ficam circulando no sangue: elas são produzidas apenas como reação à lesão do tecido ou quando ocorre alteração na temperatura do corpo, como quando há febre.

O corpo mantém um rígido equilíbrio entre acidez e alcalinidade, e para isso recorre aos sistemas tampão. As cininas são liberadas no sangue quando esse delicado equilíbrio ácido-alcalino (o pH) é alterado mediante dano do tecido decorrente de alta acidez. Por exemplo, o estresse leva o corpo a um estado altamente ácido, assim como uma alimentação rica em proteínas.

Prostaglandinas

As prostaglandinas são substâncias de vida curta que agem como hormônios. Elas afetam os tecidos diretamente em contato com elas e causam contração muscular. São produzidas a partir de ácidos graxos essenciais, que devem ser obtidos pela alimentação. Há três tipos de prostaglandinas: PG1, PG2 e PG3.

A PG1 e a PG3 são de grande importância para o corpo. Além de anti-inflamatórias, elas ajudam a baixar o colesterol e a pressão sanguínea, e impedem a formação de coágulos. Contribuem também para o aumento da concentração de lipoproteínas de alta densidade (HDL) no corpo como proteção contra as doenças cardíacas.

A PG2 é a prostaglandina "do mal", que gera inflamação. Ela também aumenta o colesterol e a pressão, estimula a formação de coágulos e faz cair o HDL. Evite, portanto, alimentos que a contenham, como produtos de origem animal e laticínios, ricos em gorduras saturadas.

Leucotrienos

Não há tanto conhecimento a respeito dos leucotrienos quanto dos outros mediadores de inflamação. Eles têm relação com as prostaglandinas e são gerados a partir do ácido araquidônico. Os leucotrienos participam das reações inflamatórias, especialmente as alérgicas.

Complemento

O complemento é formado por proteínas encontradas no sangue geralmente em estado

---

Teste seus níveis de histamina

Para ter ideia de seus níveis de histamina, faça este simples teste. Arregace a manga e arranhe levemente a parte interna do antebraço, do pulso ao cotovelo. Dentro de um minuto, aparecerá uma marca vermelha no lugar arranhado. Isso é a histamina sendo solicitada ao lugar da lesão para curá-la. Quanto mais vermelho e inchado o vergão, maiores são seus níveis de histamina.

Doenças e tratamentos

Nutrientes para reduzir inflamações geradas por diversas substâncias

Para contrabalançar a histamina

- Groselha preta, kiwi e cereja são fontes ricas em vitamina C, um anti-histamínico natural. O ideal é ingeri-los com bioflavonoides para aumentar a absorção de vitamina C.
- A quercetina protege os glóbulos brancos da reação ao excesso de histamina e é tida como forte agente anti-inflamatório. Algas azul-esverdeadas, como espirulina, kelp e grama de cevada.
- O gengibre é outro anti-histamínico natural e pode ser consumido cru ou cozido.
- Vitaminas B, como biotina, colina e inositol, auxiliam o fígado e limpam a histamina em circulação. Estão presentes no trigo-sarraceno, arroz integral, fígado de vitela, frango, ovos, lentilha, aveia e sementes de girassol.
- A metionina é um aminoácido essencial necessário para a desintoxicação do fígado. Ovos, peixes, carnes vermelhas e de aves são boas fontes.
- A silimarina também auxilia as funções hepáticas. É encontrada na seiva da erva cardo-mariano.

Para vencer as cininas

- Adotar uma alimentação rica em verduras, legumes e frutas, de baixo teor de cianinas.
- O suco de cranberry é altamente alcalino e, portanto, ajuda a reequilibrar o corpo quando ele está muito ácido.
- Alimentos ricos em proteínas, como frango, oleaginosas, tofu, peixes e leguminosas, estimulam a produção de ácido.
- Sal, molho de soja, vinagre e outros condimentos são altamente acídicos.

Antiprostaglandinas

- O abacaxi contém bromelina, que bloqueia as prostaglandinas pró-inflamatórias e aumenta as anti-inflamatórias.
- O gengibre inibe as prostaglandinas pró-inflamatórias.
- As enzimas que garantem a produção bem-sucedida de prostaglandinas pró-inflamatórias necessitam das vitaminas C, B_3, B_6 e biotina, bem como dos minerais magnésio e zinco.

Antileucotrienos

- A quercetina previne a liberação de leucotrienos. As camadas externas da cebola constituem as fontes mais concentradas de quercetina, em maior abundância nas roxas.
- O tempero açafrão-da-terra ou cúrcuma diminui a produção de leucotrienos pró-inflamatórios.
- Todos os produtos animais contêm arginina, um aminoácido tido como inibidor da ação dos leucotrienos.

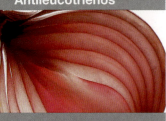

Para inibir a ativação do sistema complemento

- As vitaminas A, C e E e os minerais selênio e zinco são antioxidantes, o que ajuda a suprimir os radicais livres. Frutas, legumes e verduras amarelos, vermelhos e alaranjados são ricos em vitamina A (exceto tomate e pimentão). Frutas vermelhas, batata-doce e kiwi contêm grandes concentrações de vitamina C. O selênio é encontrado em frutos do mar e sementes de gergelim, enquanto o zinco está presente em sementes de abóbora e ostras.

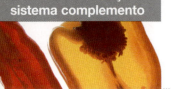

inativo. Existem cerca de dez tipos diferentes, e quando ativados, eles melhoram, ou complementam, o sistema imunológico, daí o seu nome. Eles trabalham na dilatação das arteríolas, minúsculas artérias ligadas aos capilares e também estão envolvidos na liberação de histamina pelos mastócitos, exacerbando a inflamação.

Hiperimunidade – um sistema imunológico fora de controle

Vimos que a inflamação é uma maneira vital e eficiente que o corpo usa para se recuperar. Mas, então, por que e como o processo inflamatório se torna prejudicial? Existem quatro razões para a superestimulação do sistema imunológico.

1 O sistema imunológico é desafiado constantemente ou com muita frequência.

Alguns exemplos disso: intolerância alimentar, estresse ambiental, como substâncias tóxicas e poluição, infecções, vacinas, álcool em excesso, nicotina e drogas recreativas, alimentação rica em gorduras saturadas e baseada em alimentos processados e de conveniência.

2 Pode haver uma reação inflamatória exacerbada.

Isso pode ser atribuído à carência de nutrientes, especialmente os antioxidantes e bioflavonoides responsáveis por neutralizar os radicais livres.

3 O sistema imunológico não para de funcionar assim que a inflamação cumpre sua função.

Isso leva à autoimunidade, problema em que o corpo não consegue diferenciar suas próprias células dos corpos estranhos. A confusão alcança tal ponto (muitas vezes precipitada por exaustão, vírus, infecções bacterianas e – possivelmente – até vacinas) que ele age contra si mesmo e ataca suas próprias células, em vez de se defender de invasores externos.

4 A força imunológica pode ser solicitada por alguma razão imprópria.

Isso pode acontecer em virtude de um sistema imunológico hiperativo, ou em decorrência de lesões das células de um órgão (um exemplo disso é a artrite reumatoide). Os alimentos que ajudam a combater os efeitos debilitantes da artrite reumatoide e osteoartrite estão relacionados no quadro da página 115.

Implicações endócrinas

As glândulas endócrinas, como a tireoide, o pâncreas e os ovários, podem ter alguma participação na hiperimunidade. Isso ocorre quando a pessoa sofre um trauma físico, estresse prolongado ou está se recuperando de uma doença de longa duração. Pelo fato de o sistema imunológico estar em intensa atividade, as glândulas adrenais são submetidas a maior esforço, gerando desequilíbrio hormonal. Como resultado, algumas células do corpo começam a se atacar. A doença de Grave e o diabetes tipo 2 são exemplos disso.

> **dica de nutrição**
> Para aliviar a cistite, beba pelo menos três copos de suco de cranberry não adoçado todos os dias até que os sintomas desapareçam. Esse suco é altamente alcalino, o que equilibra a acidez da bexiga inflamada.

Doenças e tratamentos

alérgenos e problemas inflamatórios

Existe estreita relação entre alergias alimentares e inflamações. Espirros, dores de cabeça, retenção de líquidos e distensão abdominal são típicas reações a alérgenos. A isso, acrescente inflamação, particularmente das articulações, e problemas artríticos.

Ao ataque!

O processo de alergia alimentar começa na mucosa intestinal, que é tão fina quanto a pele das pálpebras. Certas substâncias, como vitaminas e minerais, são capazes de atravessar a mucosa e chegar à corrente sanguínea. Às vezes, porém, ela deixa passar alimentos parcialmente digeridos (que deveriam ter sido quebrados completamente pelo sistema digestório) para a corrente sanguínea. Esse problema é conhecido como intestino permeável, ou, mais apropriadamente, permeabilidade intestinal aumentada. Leia mais a respeito na página 87.

Como não conseguem reconhecer as moléculas de alimentos na corrente sanguínea, os glóbulos brancos começam a atacá-las. Para identificar o alimento invasor e reagir a ele no futuro, o sistema imunológico cria anticorpos para agir contra essa substância, caso ela seja detectada no sangue novamente. Se o intestino for permeável, é mais provável que ocorra uma reação de intolerância. Como resultado, surgem inflamações em áreas vulneráveis, como as articulações e as cartilagens.

Alimentos vilões

Algumas vezes, é a comida em si que provoca uma reação direta. Na Europa, os alérgenos mais comuns são o trigo, os laticínios e as frutas cítricas. Nos Estados Unidos, o milho é muito usado em pães e outros itens de padaria, portanto é um alérgeno mais comum que o trigo. Em caso de suspeita de alergia a algum alimento, consulte um nutricionista para descobrir a que você é sensível e, então, criar um programa alimentar que exclua esses alimentos.

Os vegetais da família das solanáceas contêm uma substância chamada solanina, à qual as pessoas com artrite geralmente são muito sensíveis. Eliminar esses vegetais da dieta pode reduzir consideravelmente a frequência e a gravidade dos sintomas artríticos. Fazem parte da família das solanáceas tomate, batata, berinjela, pimentões e algumas pimentas.

Doenças inflamatórias
Osteoartrite e artrite reumatoide

Quando o assunto é artrite, são poucas as pessoas que sabem que existem diversas formas desse debilitante mal que acomete as articulações. Os dois tipos mais comuns, no entanto, são a artrite reumatoide e a osteoartrite. Elas diferem bastante entre si, e há nutrientes específicos para amenizar cada uma delas (veja nos quadros da página ao lado). As pessoas que sofrem de uma delas devem experimentar o plano de tratamento anti-inflamatório da página 119.

Alérgenos e problemas inflamatórios

As diferenças entre osteoartrite e artrite reumatoide

Osteoartrite	Artrite reumatoide
• Efeitos estruturais e degenerativos. • Pode ser causada por sobrecarga ou lesão das articulações. • Possibilidade de desequilíbrio de cálcio. • Surge, em geral, na meia-idade. • Afeta 90 por cento da população. • Ataca mais comumente o quadril, os joelhos e os tornozelos. • Sente-se dor e rigidez nas articulações afetadas. • Ocorre de maneira gradual e progressiva.	• Origem sistêmica, viral ou bacteriana. Um exame de sangue detecta a presença do fator reumatoide autoimune. • Alergias, intolerância, deficiência de nutrientes ou radicais livres podem ser a causa. • Costuma surgir após os 30 anos. Há casos em crianças. Acomete três vezes mais mulheres do que homens. • Muito comum nos dedos, pulsos, joelhos e tornozelos. • A área afetada apresenta inflamação, vermelhidão, inchaço e retenção de líquidos. • Ocorre de maneira esporádica e intermitente, havendo um acesso e, depois, remissão.

Nutrientes necessários para combater a artrite

Siga as sugestões nutricionais abaixo, bem como as orientações do plano de tratamento anti-inflamatório (veja p. 119).

Osteoartrite	Artrite reumatoide
• Condroitinossulfato, disponível como suplemento mineral, para a regeneração de ossos, ligamentos e cartilagens. • Cálcio e magnésio para a formação óssea. O magnésio é essencial para a reabsorção do cálcio. Encontrado em verduras folhosas verde-escuras, queijo, oleaginosas e sementes. • Manganês, um cofator para a reabsorção óssea. Presente no gengibre, abacate, trigo-sarraceno e espinafre. • Boro e sílica, minerais-traço encontrados em algas, kelp e outros vegetais marinhos. • Vitamina D, fundamental para a reabsorção do cálcio. Obtida em peixes oleosos ou produzida pelo corpo após exposição direta ao sol.	• Ácidos graxos essenciais envolvidos na série de reações químicas anti-inflamatórias PG1 e PG3. Presentes em oleaginosas, sementes e seus óleos, peixes oleosos, como salmão e carapau. • Biotina e vitamina B_3, cofatores para as reações químicas anti-inflamatórias dos ácidos graxos essenciais. Encontradas em grãos integrais, lentilha, fígado, atum, soja e sementes de girassol. • Cromo, envolvido na inflamação relacionada à insulina. Obtido em levedo de cerveja, frango, ostras e grãos. • Antioxidantes neutralizam os radicais livres que podem causar dor e inflamação. Presentes em frutas, verduras e legumes frescos coloridos.

Doenças e tratamentos

Espondilite anquilosante

A espondilite anquilosante é uma doença artrítica, embora não seja tão documentada quanto as outras formas de artrite. Seu nome se refere à inflamação das articulações da coluna.

A doença é mais comum entre homens jovens e de meia-idade, e afeta os pontos em que os ligamentos e tendões se juntam aos ossos das articulações. Em geral, começa onde a pelve e a coluna se encontram (a articulação sacroilíaca). Rigidez da coluna e dificuldade em manter a cabeça ereta ao caminhar são alguns sintomas clássicos.

Geralmente, a espondilite anquilosante atinge primeiro a lombar, gerando dor e rigidez na região. Nos casos extremos em que não é tratada, as vértebras podem se fundir umas às outras, provocando dor e desconforto e grande restrição de movimentos.

As orientações apresentadas no plano de tratamento anti-inflamatório na página 119 proporcionam certo alívio e, em muitos casos, são capazes de reverter as lesões da doença em seu estágio inicial. Aconselhamos, de qualquer maneira, que se consulte um nutricionista ou profissional da saúde, além de um fisioterapeuta para desenvolver exercícios que relaxem a região.

Fibromialgia

Esse distúrbio reumático é caracterizado por dores musculares crônicas sem causas físicas aparentes, normalmente descritas pelos pacientes como dor penetrante ou que queima. A fibromialgia acomete a região lombar, o pescoço, os ombros, as coxas e a parte superior do tórax, embora outras regiões também possam ser afetadas. As dores costumam ser mais fortes pela manhã. Outros sintomas são rigidez, inchaço, fadiga e entorpecimento. Distúrbios do sono são comuns, bem como fadiga crônica.

A existência de "pontos sensíveis" – nove pontos específicos, particularmente sensíveis à pressão – é um indicador significativo de fibromialgia. São eles:

- Vértebras inferiores do pescoço.
- Articulação da segunda costela.
- Parte superior do fêmur.
- Centro da articulação dos joelhos.
- Músculos da base do crânio.
- Músculos do pescoço e da parte superior das costas.
- Músculos do meio das costas.
- Lateral dos cotovelos.
- Músculos da parte superior e externa das nádegas.

Os sintomas de fibromialgia são mais comuns em mulheres do que em homens, e se manifestam no início da fase adulta. Se não forem tratados, tornam-se mais fortes com a idade. Em muitos casos, os sintomas desaparecem, mas tendem a voltar se o tratamento não for mantido. Seguir as dicas apresentadas no plano de tratamento anti-inflamatório (p. 119) ajuda a reduzir a inflamação dos músculos.

Esclerose múltipla

A esclerose múltipla é a inflamação da camada protetora de gordura que envolve as células nervosas, conhecida como bainha de mielina. Com o avanço da inflamação, a bainha de mielina é desfeita, dando lugar a placas de tecido conjuntivo, inutilizando os nervos confinados por elas. Em estágios avançados, a doença pode ter efeitos devastadores sobre a capacidade da pessoa de se movimentar, falar e cuidar de si mesma.

A importância dos ácidos graxos essenciais anti-inflamatórios encontrados em peixes, oleaginosas e sementes não deve ser superestimada, e alimentos pró-inflamatórios devem ser evitados completamente. Muitos estudos sustentam o uso de tratamento alimentar para aliviar os dolorosos sintomas da doença. Siga as orientações do plano de tratamento anti-inflamatório (p. 119).

Bronquite e asma

Esses dois males estão intimamente ligados, e ambos são classificados como inflamatórios. A bronquite é a inflamação dos brônquios; a asma descreve a dificuldade de respirar decorrente da inflamação dos brônquios associada à produção excessiva de muco.

A bronquite é dividida em duas categorias. A aguda é geralmente provocada por uma infecção viral que acomete o trato respiratório, como gripe ou resfriado. Já a bronquite crônica costuma estar relacionada à irritação frequente dos brônquios e pode ser causada por exposição a toxinas, substâncias químicas ou tabagismo.

Muitos vilões são capazes de desencadear um ataque de asma em quem já sofre disso, variando desde influências ambientais, como produtos químicos, penas ou aditivos de alimentos, até ansiedade ou mesmo baixa glicemia. Tudo isso pode resultar em irritação e inflamação dos músculos ao redor dos brônquios, reduzindo o fluxo de ar que entra e sai dos pulmões e deixando o asmático ofegante.

Ambos os problemas podem apresentar melhora com o plano de tratamento anti-inflamatório da página 119. Embora não seja capaz de tratar todas as origens, ajuda a aliviar muitos dos sintomas. Consulte um nutricionista ou profissional da saúde para identificar e eliminar os alérgenos.

Lúpus

O lúpus é uma doença autoimune que ocorre quando o corpo não consegue mais distinguir entre o que faz parte dele mesmo e o que é de origem externa e passa a atacar seus próprios tecidos. Pode ser sistêmico (afetando todo o corpo: sistemas e órgãos). Alguns pacientes desenvolvem erupções incomuns nas faces associadas às marcas de um lobo. Daí o nome da doença – *lupus* significa "lobo" em latim.

Existem dois tipos de lúpus, que diferem bastante entre si quanto à gravidade. O menos grave, chamado lúpus eritematoso discoide, gera pequenas lesões na pele, deixando cicatrizes ao desaparecer. O lúpus eritematoso sistêmico é a forma mais grave da doença, pois não se restringe à pele. Nos estágios iniciais, parece-se com artrite, pois não é raro haver inflamação das articulações e das mãos. Os primeiros sintomas muitas vezes são acompanhados de febre; muitas pessoas acabam desenvolvendo inflamações nos rins (nefrite) e em outros órgãos.

Seguir as orientações do plano de tratamento anti-inflamatório da página 119 pode gerar certo alívio, mas é fundamental consultar um médico antes de qualquer coisa.

Tendinite e bursite

A tendinite é a inflamação dos tendões, já a bursite é a inflamação da bursa – uma bolsa que contém fluidos que lubrificam as articulações, para reduzir o atrito. Os dois problemas

Doenças e tratamentos

comumente surgem após um trauma, como pressão ou esforço súbito. Movimentos repetitivos também levam à bursite – "joelho de empregada" e ombro congelado são exemplos disso.

Ambos são problemas inflamatórios e muitas vezes podem ser confundidos entre si. A bursite geralmente é associada com inchaço doloroso e acúmulo de fluidos, enquanto a tendinite não é tão evidente, mas menos severa. A primeira se caracteriza por dor difusa inicial, que se torna mais aguda com a movimentação; já na tendinite é mais comum a dor penetrante.

Como base para melhorar ambos os casos, siga o plano de tratamento da página ao lado.

Gota

Doença gerada por excesso de ácido úrico no sangue, nos tecidos e na urina. O ácido úrico é uma substância que o corpo produz e excreta junto com a urina, por meio dos rins.

O ácido úrico pode formar cristais, que fazem atrito com os espaços das articulações, gerando dor. A gota geralmente ocorre no dedão do pé e também nos joelhos e tornozelos. Um exame de sangue pode confirmar a concentração excessiva de ácido úrico no sangue. Os sintomas se assemelham aos dos outros tipos de artrite, em que as áreas afetadas ficam inflamadas e doloridas.

A doença costumava ser associada ao desregramento e ao consumo de alimentos calóricos (por causa da ligação entre esses alimentos e a produção do ácido úrico). Hoje sabemos, no entanto, que certos alimentos contêm uma substância chamada purina, que leva à produção excessiva de ácido úrico. Os alimentos ricos em purina são carne vermelha, gorduras saturadas, anchova, arenque, carapau, sardinha, vieiras, fígado, rins, pâncreas de vitela e ovas de peixes. Se você tiver propensão a gota, evite-os.

Alguns alimentos com baixo teor de purina são arroz, painço, abacate, verduras e legumes verdes, leite de cabra, iogurte de leite de cabra, ovos e frutas não cítricas. Brotos de alfafa, aipo e vitamina C ajudam a eliminar o ácido úrico.

Febre do feno

A febre do feno é a alergia às partículas transportadas pelo ar e constitui bom exemplo do efeito de uma reação inflamatória nas vias aéreas.

Quando o portador do problema inala pólen presente no ar, ocorre a liberação de histamina assim que o alérgeno entra em contato com os pulmões. A histamina é um desencadeador inflamatório (veja p. 110). Mas o pólen não é o único vilão: ácaros de poeira doméstica, pelos de animais, penas ou produtos químicos podem gerar reações similares.

Os mastócitos liberam histamina para estimular a expulsão do pólen ou outro alérgeno – em outras palavras, eles nos fazem espirrar! Tomar um anti-histamínico pode amenizar a reação e, consequentemente, os sintomas, mas, ao mesmo tempo, pode suprimir o sistema imunológico. Como esses medicamentos são químicos, precisam ser quebrados pelo fígado, que já estará sobrecarregado pelo excesso de histamina naturalmente gerado. O ciclo tem de ser interrompido.

Caso você opte por tomar suplementos nutricionais, faça isso antes da época de febre do feno e assim dar ao corpo tempo para criar

Alérgenos e problemas inflamatórios

imunidade e acumular grandes concentrações de diversos nutrientes.

Precisamos admitir que muitas pessoas necessitam de algum tipo de medicamento. Embora os anti-histamínicos deem resultado, esteja ciente da relação histamina-fígado e siga corretamente a dosagem prescrita. Muitos preferem tomar vacina. Ela reduz a liberação de histamina e é uma boa maneira de se proteger por um mês ou dois. Mas acaba prejudicando a imunidade como um todo, deixando-o mais vulnerável a resfriados e outras infecções, e não é muito recomendada pela medicina.

Derivados do leite são ricos em gorduras saturadas, o que contribui para os níveis altos de prostaglandinas pró-inflamatórias. Muitos acreditam que os sintomas da febre do feno se atenuam quando os laticínios são cortados da dieta.

Consuma alimentos ricos em vitaminas anti-inflamatórias A, B e C, cálcio, bioflavonoides, quercetina, metionina e coenzima Q10.

Plano de tratamento anti-inflamatório natural

- Evite frutas cítricas, trigo, ovos, moluscos, laticínios e chocolate. Muitas inflamações de origem alérgica são desencadeadas por esse tipo de alimento.

- Não coma alimentos da família das solanáceas, como batata, tomate, pimentão, berinjela, physalis e abobrinha.

- Prefira alimentos ricos em vitamina A, presente em frutas e legumes amarelos e vermelhos, como ameixa, pêssego, abóbora e beterraba.

- Escolha alimentos ricos em vitamina C, como morango, kiwi e batata-doce.

- Coma alimentos que contenham bioflavonoides, que auxiliam a produção de vitamina C. Eles são encontrados em vegetais amarelos e verdes, como abóbora, brócolis e couve, e em frutas de bagas escuras, como a groselha preta.

- Abacate e sementes de gergelim, de abóbora e girassol contêm alto teor de vitamina E, que ajuda a amenizar a inflamação.

- A quercetina é um poderoso anti-inflamatório, pois desacelera a liberação de histamina. Ela é encontrada na cebola e na alga kelp.

- A metionina é um aminoácido encontrado em alimentos proteicos. Ela se liga à histamina excessiva, atenuando as reações. Fazem parte dos alimentos proteicos do grupo A: atum, carapau, arenque, sardinha, salmão, frango e tofu.

- A bromelina é um dos anti-inflamatórios mais fortes, encontrada no abacaxi e nas oleaginosas.

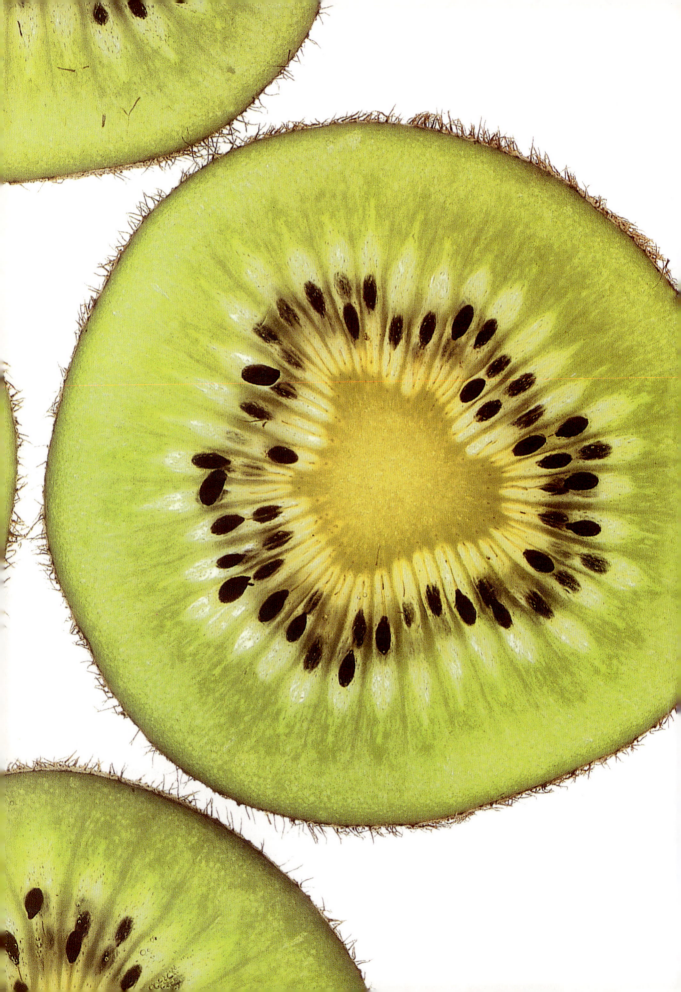

coração e circulação

Pesquisas mostram que o coração é capaz de se recuperar de lesões. Como as doenças cardíacas representam uma das causas mais comuns de morte, fazer mudanças na dieta e no estilo de vida vale a pena. Esse músculo trabalhador bombeia cerca de 10.000 litros de sangue pelo corpo todos os dias.

Os primeiros estágios de doença arterial apresentam poucos sintomas. Na verdade, muitas pessoas só descobrem que têm qualquer problema quando sofrem um infarto ou um derrame (AVC).

Aproximadamente 15 milhões de pessoas por ano morrem disso. No Brasil, as doenças cardíacas matam mais de 300.000 pessoas anualmente. E a maioria dos problemas cardíacos pode ser evitada – ou amenizada consideravelmente – por meio da alimentação.

A força motriz do sistema cardiovascular é o coração, que bombeia sangue para todo o corpo por um complexo sistema de veias e artérias. Essencialmente, o coração é um músculo forte que necessita de nutrientes exclusivamente para realizar seu trabalho. O sangue funciona como um portador, entregando oxigênio (e nutrientes) novo para todos os tecidos, músculos e células do corpo.

Ramificando-se a partir de vasos maiores do coração, minúsculos capilares sanguíneos distribuem oxigênio para as células e removem produtos residuais. Estes são descartados pelo sangue através dos rins, do fígado e dos pulmões. De volta aos pulmões, o sangue é renovado com oxigênio, e o ciclo se inicia mais uma vez.

As veias e artérias que servem ao coração têm funções distintas. As artérias transportam sangue recém-oxigenado do coração para o corpo; as veias carregam sangue desoxigenado do corpo para o coração. Talvez fique mais fácil de entender se imaginarmos o sangue como uma esteira rolante que passa pelo corpo inteiro, carregando, entregando, recarregando e trocando gases em cada ponto necessário.

O sistema linfático

O sistema linfático é completamente fechado e independente do sistema de veias e artérias, mas é parte integrante do sistema circulatório. O líquido que corre por esse sistema semelhante ao arterial, dotado de válvulas para que corra em um único sentido e evitar refluxo, é chamado linfa. Sua finalidade é levar embora as toxinas das artérias e das veias. O sistema linfático na verdade é parte do

À ESQUERDA A vitamina C é uma poderosa defesa contra as doenças cardíacas. O kiwi é rico nesse nutriente vital.

Doenças e tratamentos

sistema imunológico, filtrando substâncias nocivas e eliminando-as. A linfa passa através das glândulas linfáticas, grandes áreas coletoras que seguram bactérias e vírus circulantes, impedindo que corram soltos pelo corpo. As glândulas contêm e formam linfócitos, um tipo de glóbulo branco. Os linfócitos T participam do ataque aos organismos invasores. Há glândulas linfáticas em todo o corpo: nas axilas, na virilha e sob o osso do maxilar. Isso explica os gânglios inchados que surgem quando temos infecção bacteriana – é o sistema imunológico lutando contra a infecção.

Fatores que contribuem para as doenças cardíacas

Agora que conhecendo o funcionamento do coração, examinemos os fatores que favorecem o desenvolvimento de doença cardíaca coronariana.

As paredes das artérias, veias e capilares correm risco de lesão, uma vez que o sangue circula a altas velocidades, e assim como um rio causa erosão em suas margens, os vasos sanguíneos estão sob risco constante de degeneração. Uma vez danificados, o corpo inicia o trabalho de reparação, para o sangue não vazar para os tecidos circundantes. Pequenos buracos e aberturas são cobertos com componentes do sangue como substâncias gordurosas viscosas, minerais como cálcio e proteínas, inclusive o fibrinogênio. Tapar os buracos tem o mesmo efeito que revestir ou diminuir o diâmetro interno dos vasos sanguíneos,

um processo chamado aterosclerose (veja p. 127), que aumenta a pressão sanguínea. Pequenas partículas do "reboco" podem se despregar e viajar pelo sangue, ficando presas e bloqueando um vaso sanguíneo mais adiante. Isso impede a passagem do sangue e do oxigênio para o coração (provocando infarto) ou para o cérebro (causando AVC).

Apenas dez anos após parar de fumar as probabilidades de complicações cardiovasculares são reduzidas a quase as mesmas de alguém que nunca fumou.

Vasos sanguíneos com paredes fortes e flexíveis são fundamentais para um sistema circulatório saudável e protegido. A vitamina C, presente em frutas cítricas, kiwi, salsa, agrião e batata, e o enxofre, em peixes, carne vermelha, repolho, cebola e alho, são necessários para a formação do colágeno usado nas paredes dos vasos.

Sexo

A doença cardíaca coronariana atinge mais homens do que mulheres. Ainda não sabemos o motivo disso. No entanto, assim que chegam à menopausa e deixam de produzir o hormônio feminino estrogênio, as mulheres alcançam índices equivalentes aos dos homens.

Peso excessivo

Sabe-se que o sobrepeso eleva a pressão sanguínea e aumenta a proporção de colesterol "ruim" (lipoproteínas de baixa densidade, ou LDL) em relação ao colesterol "bom" (lipoproteínas de alta densidade, ou HDL). As pessoas obesas muitas vezes não conseguem se exercitar, o que faz crescer ainda mais o risco de terem complicações cardiovasculares. O excesso de peso exerce muita pressão nos órgãos do corpo, especialmente o coração, que tem de bombear com mais força. Quanto mais a gordura aumenta no corpo, mais se acumula nas artérias.

Idade
O risco de doença cardíaca coronariana aumenta com a idade, pois as lesões das artérias se acumulam com o passar dos anos e a pressão sanguínea cresce de maneira correspondente, tornando-se um fator de risco.

Ingestão de gorduras trans
O elevado consumo de gorduras trans, derivadas de gorduras saturadas de origem animal, aumenta o risco de doença cardíaca coronariana. Muitos produtos, como margarinas, bolos e biscoitos as contêm. No sangue, as gorduras trans se transformam em triglicérides, que, em níveis altos, aumentam a probabilidade de problemas cardiovasculares e elevam as taxas de colesterol.

Tabagismo
Fumar faz a ocorrência de radicais livres aumentar, esgotando o suprimento de vitamina C do corpo e elevando o risco de arteriosclerose. Além disso, introduz nicotina e monóxido de carbono no sangue. A primeira causa constrição dos vasos, exacerbando o risco de trombose e infarto. E o monóxido de carbono estimula a formação de coágulos sanguíneos e reduz os níveis de oxigênio nos tecidos e músculos, inclusive o músculo do coração. Considera-se que o hábito de fumar cigarro aumenta em pelo menos 100 por cento a probabilidade de doença cardiovascular. Tanto os fumantes de cigarros como os de charutos correm risco de desenvolver câncer bucal, tragando ou não.

A incrível capacidade de recuperação do corpo é maculada pelos fatores de risco criados pelo tabagismo. Apenas dez anos após parar de fumar as probabilidades de complicações cardiovasculares são reduzidas a quase as mesmas de alguém que nunca fumou. Isso significa que nunca é tarde para parar de fumar, independentemente da sua idade ou de há quanto tempo você fuma.

Hipertensão
Quando o fluxo sanguíneo é obstruído, a circunferência interna das artérias diminui. Essa é uma das principais causas da pressão alta. Medir a pressão sanguínea nos dá noção de como está a túnica íntima (camada interna de artérias e veias). Se estiver alta, pode ser indício de aterosclerose.

Falta de exercício
A ausência de atividade física regular já mostrou ter efeitos negativos no sistema cardiovascular. Faça exercícios aeróbicos regularmente para trabalhar todos os músculos, entre eles o coração, e aumentar sua capacidade e resistência. Conforme o coração bate mais forte, o sangue flui mais rápido, garantindo melhor entrega de nutrientes e oxigênio a todas as partes do corpo e a remoção mais eficiente de resíduos pelo sangue.

> **dica de nutrição**
>
> Os ácidos graxos essenciais ômega-3, presentes em peixes oleosos e sementes de girassol e abóbora, diminuem a formação de coágulos no sangue. Recomenda-se consumir um punhado dessas valiosas sementes todos os dias e uma porção de peixe 3 a 4 vezes por semana.

Doenças e tratamentos

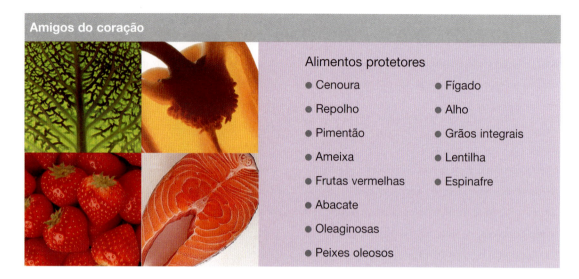

Amigos do coração

Alimentos protetores
- Cenoura
- Repolho
- Pimentão
- Ameixa
- Frutas vermelhas
- Abacate
- Oleaginosas
- Peixes oleosos
- Fígado
- Alho
- Grãos integrais
- Lentilha
- Espinafre

A prática de exercícios aumenta também as taxas de HDL, o colesterol "bom".

Álcool

Além do fato de o consumo excessivo de bebidas alcoólicas levar ao aumento de peso e da pressão sanguínea, ele também faz as plaquetas se tornarem mais viscosas, o que deixa o sangue mais espesso, dificultando sua passagem pelos vasos sanguíneos.

O vinho tinto, no entanto, contém uma substância chamada quinona, um antioxidante que ajuda a reduzir o colesterol e evitar depósitos de plaquetas. Acredita-se que duas ou três taças por semana sejam benéficas; mais que isso, porém, pode ser prejudicial. O álcool também promove a excreção de magnésio, e esse mineral é essencial para a saúde do coração

Diabetes

O diabetes melito tipo 2 (veja p. 10) traz consigo o risco de hipertensão. O corpo do diabético produz grandes quantidades de insulina, embora o açúcar que circula pelo sangue não reaja a ela; então, os vasos sanguíneos menores ficam cheios de açúcar. Isso torna o risco de doença cardíaca dez vezes maior para aqueles que sofrem desse tipo de diabetes.

Histórico familiar

Acredita-se que 25 por cento da população tenha maior risco de sofrer infarto decorrente de predisposição genética. Isso está ligado à deterioração arterial ocorrida em pessoas que não pertencem a grupos de risco (nunca fumaram, fazem exercícios regularmente, têm boa alimentação, mantêm-se no peso ideal e têm pressão sanguínea normal). Quando há histórico familiar de doença cardíaca, são necessários maiores cuidados com a alimentação e o estilo de vida.

Uma minoria, cerca de uma a cada quinhentas pessoas, sofre de hipercolesterolemia familiar. Essa falha genética provoca taxas altíssimas de colesterol no sangue. Famílias portadoras desse problema precisam ficar muito atentas a sua alimentação (evitando todas as gorduras saturadas) e a seu estilo de vida.

Homocisteína

Estudos recentes confirmaram o envolvimento de outro possível fator genético nas doenças cardíacas.

A homocisteína é um metabólito de proteína que, como todos os outros produtos metabólicos, precisa ser adequadamente eliminado do corpo. Em algumas pessoas ela pode se acumular e se tornar bastante prejudicial.

Descobriu-se também que há carência de certas vitaminas, especialmente a B_6 e a B_{12}, em pessoas com altas concentrações de homocisteína no sangue. Tomar um suplemento dessas vitaminas associado ao aminoácido metionina pode ajudar a limpar as artérias, evitando danos de longo prazo.

Muito se tem pesquisado a esse respeito nos últimos trinta anos, mas a medicina levou um bom tempo para reconhecer a possibilidade de esse fator genético ter papel ainda maior no desenvolvimento de doenças cardíacas que o colesterol. Atualmente, o exame para medir a homocisteína é bastante acessível, e configura parte do prognóstico cardiovascular.

Estresse

O estresse é parte inevitável da vida. De maneira prolongada, ele estimula o corpo a liberar adrenalina, responsável por deixar o sangue mais denso e viscoso. Isso é parte da síndrome de "luta ou fuga" (veja pp. 71-73), em que o corpo reage ao perigo e aos desafios. O excesso de adrenalina no sangue com o tempo se converte numa substância chamada adrenocromo, cujas propriedades de radicais livres levam ao primeiro estágio de aterosclerose, uma vez que a túnica íntima (camada interna) das artérias está danificada.

O estresse contínuo leva à degeneração dos ossos, liberando estoques de cálcio no sangue. Isso promove a calcificação das artérias e aumenta o risco de osteoporose (para mais informações a respeito, veja p. 75). O estresse também estimula a excreção de magnésio (veja pp. 75-76). O equilíbrio entre esses dois minerais essenciais é crucial para o tecido muscular do coração: o cálcio o faz contrair e o magnésio o faz relaxar.

Sal

No corpo, o sal (sódio) e o potássio estão delicadamente equilibrados em todas as células. Juntos, são responsáveis por manter as concentrações de água nas células e pela entrada/saída de nutrientes e substâncias residuais. Quando há ingestão excessiva de sal, esse equilíbrio é perturbado, resultando na elevação da pressão sanguínea.

O sal está naturalmente presente nos alimentos. Por exemplo, os brócolis crus contêm aproximadamente 0,25 por cento de sódio, e a cenoura, 0,3 por cento. Embora não pareça muito, apenas três porções de legumes por dia proporcionam facilmente a quantidade de sódio que o corpo necessita.

Comer qualquer alimento processado – seja um petisco, uma refeição pronta ou mesmo legumes em conserva – gera concentração excessiva de sódio no corpo. Os fabricantes de alimentos usam grande quantidade de sal em seus produtos por ser um ingrediente barato e lhes conferir mais sabor. Se você não consegue sentir o gosto da comida, talvez tenha deficiência de zinco. Para ver se esse é o seu caso, faça o teste da página 80.

Para obter o máximo das papilas gustativas, você precisa de concentrações adequadas de zinco. Converse com seu nutricionista a respeito da suplementação de zinco, já que as quantidades desse mineral não podem exceder 45 mg ao dia.

Doenças e tratamentos

A relação com o colesterol

O colesterol era muito temido. Menos de vinte anos atrás era tido como a principal causa de doença cardíaca. Apesar de ele ser, sem dúvida, um fator, é importante ter em mente que o corpo de fato precisa de colesterol diariamente, e o produz para suas funções vitais.

O colesterol é uma substância naturalmente presente no corpo, produzida pelo fígado em quantidades variadas (mas, em geral, menos que 3 gramas por dia). É usado nas membranas celulares e na formação dos hormônios sexuais e do estresse; é necessário para a síntese de vitamina D e, no sistema nervoso, é um componente da bainha de mielina, o revestimento protetor dos nervos. Normalmente, qualquer colesterol excedente no corpo se liga às fibras e é eliminado pelos intestinos. Grandes quantidades, contudo, podem formar cálculos biliares ou ser armazenadas como gordura em celulite, ou surgir como pequenos pontos brancos ou amarelados sob os olhos.

Existem dois tipos de colesterol: lipoproteína de alta densidade (HDL) e lipoproteína de baixa densidade (LDL). Eles se equilibram entre si. O HDL remove o colesterol de áreas vulneráveis, levando-o de volta ao fígado para ser reutilizado e descartado, enquanto o LDL faz o contrário – leva o colesterol a todas as partes do corpo em que é necessário. Ambos são transportados pelo sangue. A relação ideal entre os dois é de 2:1 (com maior concentração de HDL). Muitas pessoas, no entanto, apresentam taxas elevadas de LDL e reduzidas de HDL, o que prejudica o equilíbrio ideal e faz o colesterol "ruim" se acumular no corpo.

Os fatos são evidentes – as taxas de LDL aumentam com o alto consumo de gorduras saturadas (presentes em carnes vermelhas, produtos de leite integral e frituras). Quanto mais comemos esses alimentos, maior a probabilidade de nosso LDL subir. Para contrabalançar, alimentos ricos em ácidos graxos essenciais ômega-6 (oleaginosas e sementes) e, em particular, ômega-3 (peixes oleosos e óleo de linhaça) elevam as taxas protetoras de HDL.

Mas se a quantidade de colesterol obtida pela alimentação for muito alta, um corpo saudável irá diminuir a quantidade que ele mesmo produz. O colesterol pode se acumular no caso de haver muita concentração no sangue, ou se não for excretado por falta de fibras na alimentação.

Doenças cardíacas

Arteriosclerose

Nessa doença, as artérias enrijecem em decorrência dos depósitos de cálcio vindos do sangue, ou por causa da deterioração do tecido conjuntivo do coração. Isso leva à perda de elasticidade, que, por sua vez, reduz a flexibilidade dos vasos sanguíneos. Embora muitos a considerem parte normal do processo de envelhecimento, outros fatores, desnecessários, contribuem para a sua maior incidência.

---

dica de nutrição

A refeição perfeita para a saúde do coração contém peixe, pelo menos dois tipos de verduras e legumes e um pouco de arroz integral. Isso oferece alto teor de proteína, ácido eicosapentaenoico, antioxidantes, vitaminas do complexo B, cálcio, zinco e magnésio.

O problema é muito comum e, junto com a aterosclerose (veja a seguir), é uma das principais causas de infarto e AVC. A nutrição tem fundamental importância para a prevenção dessas doenças.

Aterosclerose

As artérias são revestidas por uma camada de tecido liso, conhecido como íntima (túnica íntima), que pode ser coberta por uma placa não muito diferente da que se acumula nos dentes. Com o tempo, essa placa causa lesão nas células irregulares.

Na tentativa de recuperar o que foi lesionado, mais células musculares lisas são produzidas. Mas as células danificadas não se dividem corretamente, e as substâncias que passam constantemente pelo sangue, como LDL, cálcio e plaquetas, prendem-se a essa massa, tornando-a maior e estreitando o espaço disponível para a passagem do sangue.

A circunferência interna da artéria acaba se reduzindo conforme a área danificada aumenta. Outras lesões que se desfaçam ao longo do fluxo podem, então, se depositar na artéria já estreitada, causando entupimento.

Dependendo da localização da obstrução, a falta de oxigênio resultante pode provocar infarto (se estiver na circulação ao redor do coração), ou AVC (se estiver mais perto do cérebro).

Muito se estuda a respeito de como a deterioração das artérias ocorre, gerando a necessidade de regeneração, e acredita-se que os radicais livres tenham grande papel nisso. Isso significa que existe necessidade de antioxidantes, que protegem a íntima. A vitamina C, em especial, é necessária para a manutenção da integridade das paredes arteriais e, segundo pesquisas, pode regenerá-la.

Angina do peito

Esse é um problema comum, resultante do que chamamos isquemia, que é a falta de suprimento sanguíneo em uma parte do corpo. Se o fluxo sanguíneo é limitado, menos oxigênio e nutrientes chegam ao local, o que compromete a capacidade das células sem necessariamente destruí-las. O coração conta com seu próprio suprimento para se manter trabalhando. Quando ocorre isquemia, ele continua a bombear com a força habitual, mas não recebe oxigênio e nutrientes suficientes para sustentar tal esforço.

A angina ocorre após um período desse esforço sem auxílio, depois de fazer exercícios ou subir escada. Alguns sintomas são dor no peito, nos braços e no maxilar, tontura e fraqueza.

Ataque cardíaco
(infarto do miocárdio)

O infarto ocorre quando o suprimento de sangue ao coração é obstruído, seja nos vasos que levam ao coração, seja na circulação dentro do próprio músculo do coração. Como sabemos, pode ser fatal. Mas muitas pessoas sobrevivem a ele, pois a gravidade do ataque depende da localização da obstrução no coração. Quando uma pessoa sofre infarto, áreas do tecido cardíaco morrem e são substituídas por tecido conjuntivo, que forma cicatriz. Esta não é flexível, o que leva à diminuição da capacidade cardíaca normal. Imagine tentar encher uma bexiga que tem uma parte coberta com fita adesiva – essa parte permanece sólida e rígida, reduzindo a quantidade

Doenças e tratamentos

de ar que a bexiga consegue conter. O mesmo acontece com o coração – evidentemente, ele não tem mais a mesma capacidade de bombear sangue que possuía antes. Existem três etapas que progridem para um infarto.

1 A combinação de pressão alta e danos por radicais livres (que não foram equilibrados pela ingestão suficiente de antioxidantes) é tida como prejudicial à íntima. Forma-se uma lesão.

2 Uma placa surge no local, e outras substâncias presentes no sangue se prendem a ela. A placa cresce, aumentando a pressão sanguínea. O corpo, sempre alerta e ciente do perigo, ao perceber o problema, envia mais glóbulos brancos para a área afetada. Os glóbulos simplesmente aderem à placa. Em uma série de eventos, mais radicais livres são produzidos, gerando mais deterioração, e o ciclo se inicia novamente.

3 Um pedaço da placa se desprende com a pressão do sangue que passa e bloqueia uma artéria. Parte do coração é privada de oxigênio, e assim ocorre o infarto.

AVC

O AVC é a terceira maior causa de óbito no Reino Unido. Atinge muitas pessoas entre os 40 e 50 anos, e também os mais velhos. Simplificando, um AVC é semelhante a um infarto, só que o órgão afetado é o cérebro. As artérias que levam oxigênio e nutrientes vitais ao cérebro ficam obstruídas pela aterosclerose ou arteriosclerose (ou ambas), gerando estreitamento arterial e risco de entupimento. Se o cérebro for privado de oxigênio por mais de alguns minutos, a ocorrência de uma lesão é inevitável.

Diversas áreas responsáveis pela coordenação motora são prejudicadas, dependendo da artéria e das partes do cérebro afetadas. Para algumas pessoas os efeitos são relativamente pequenos, como a incapacidade de mover um membro; já para outras, são devastadores, causando paralisia em todo um lado do corpo, ou, na pior das hipóteses, morte imediata. Para as primeiras, a recuperação total ou parcial é possível, embora chegue a levar meses, ou mesmo anos, pois a regeneração da transmissão nervosa é lenta.

As causas variam – suscetibilidade genética, alimentação rica em gorduras, sobrepeso ou obesidade, pressão alta, taxas altas de HDL, falta de exercícios, sedentarismo e processo de envelhecimento.

A abordagem nutricional para evitar o AVC envolve alimentação com baixo teor de gorduras saturadas, consumo regular de peixes oleosos, para reduzir o acúmulo de colesterol nas artérias, e grande consumo de fibras. A vitamina E é essencial para reduzir a agregação de plaquetas e baixar a pressão sanguínea, bem como para neutralizar os danos provocados por radicais livres.

Pressão alta

A pressão alta deriva de diversos fatores. O mais comum atualmente é o estresse, que

> **dica de nutrição**
>
> Preparar pratos com açafrão-da-terra, também conhecido como cúrcuma, ajuda a reduzir as taxas de colesterol, pois ele contém curcumina, uma substância que já mostrou surtir efeito sobre o colesterol "ruim".

aumenta as taxas de cortisol na circulação (veja pp. 74-75 sobre estresse), gerando constrição das artérias e aumento da pressão sanguínea, como na reação de "luta ou fuga". Embora isso seja apropriado em situações em que o corpo precise estar alerta, viver sob estresse contínuo é perigoso e gera danos a longo prazo. Outras causas são tabagismo, consumo regular de bebidas alcoólicas, sal em excesso, gorduras saturadas (animais) e obesidade. Estimulantes, como café, chás e álcool, são os principais vilões.

e sucos de frutas ou verduras. As leguminosas contêm fibras solúveis que também reduzem o colesterol. São excelentes fontes de proteínas vegetais e devem ser consumidas sempre, no lugar de algumas refeições à base de proteínas animais. Feijão-fradinho, feijão-roxo e feijão borlotti são uma deliciosa e nutritiva contribuição às receitas. A prática regular de exercícios também é fundamental, mas, se você não faz nenhuma atividade há algum tempo, é preciso cuidado. Converse com seu médico para que ele lhe indique o exercício mais adequado ao seu caso.

As artérias e veias que atendem o coração devem se manter flexíveis e desobstruídas, e é por isso que a boa nutrição é fundamental.

O segredo para combater a pressão alta é mudar de estilo de vida, e não tomar medidas paliativas, que resolvam o problema apenas no momento em que acontece. A pressão alta é um dos sinais de alerta do corpo: não o ignore. Comece cortando alimentos processados e de conveniência, produtos defumados, e aumente o consumo de proteínas magras. Não adicione sal ao cozinhar ou no prato – isso pode perturbar o delicado equilíbrio da bomba de sódio-potássio (veja pp. 141-142). Nos alimentos já há sal suficiente. Coma menos laticínios e substitua as proteínas das carnes vermelhas por outras fontes, como peixes, oleaginosas e sementes.

Verduras, legumes e frutas frescos fornecem os antioxidantes necessários e devem compor a maior parte das refeições diárias. Se você tem o hábito de ingerir bebidas estimulantes ao longo do dia, substitua-as por chás de ervas, muita água mineral

Veias varicosas (varizes)

Embora o fator hereditário esteja sempre envolvido no desenvolvimento de veias varicosas, outros elementos devem ser considerados, nos quais a alimentação e o estilo de vida têm grande peso. Peso em excesso sobrecarrega as veias da pelve e das pernas, exercendo esforço extra sobre as válvulas que promovem o fluxo normal de sangue de volta ao coração. Além disso, as paredes das veias sofrem lesão por causa da pressão alta e da má drenagem linfática, o que leva à formação de protuberantes veias azuis.

Trabalhos que exijam que a pessoa fique em pé o dia todo, como o de cabeleireiro, aumentam a tendência a varizes, uma vez que a força da gravidade também pesa sobre as válvulas. Pela mesma razão, é importante evitar cruzar as pernas ao sentar, para que o sangue circule livremente.

Do ponto de vista nutricional, recomenda-se incluir bastante vitamina C e bioflavonoides nas refeições. A vitamina C é excelente para proteger a camada interna (íntima) e as paredes das veias e artérias de todo o corpo. Os bioflavonoides também fortalecem as paredes, evitando que fiquem fracas e formem saliências. Os dois nutrientes são encontrados em abundância em frutas vermelho-escuras e frutas cítricas, especialmente o grapefruit. Quando a cereja e a groselha preta estão fora de época, você pode usar as variedades em conserva, pois seu conteúdo nutricional é bem preservado nesse tipo de armazenagem.

Má circulação

Se você sempre tem as mãos e os pés frios, é provável que sofra de problemas circulatórios, cujas causas se assemelham às das veias varicosas. Sistema linfático lento, consumo excessivo de gorduras saturadas (como as de origem animal), tabagismo, alta ingestão de sal e falta de exercícios contribuem para tornar a circulação mais lenta.

Parar de fumar é essencial; e aumentar a ingestão de fibras para remover gorduras saturadas e colesterol é importante. Faça de verduras, legumes e leguminosas a parte principal de suas refeições. As frutas que contêm vitamina C e bioflavonoides, como morango, framboesa e frutas vermelhas em geral, kiwi, frutas cítricas e groselha ajudam a amenizar o problema.

Trombose

A trombose ocorre quando um coágulo sanguíneo (trombo) se forma no interior de um vaso que não sofreu ferimento. A coagulação geralmente ocorre como parte natural do processo de cicatrização após um ferimento ou lesão na pele, num órgão ou tecido do corpo, como forma de evitar a perda excessiva de sangue. O sangue não deve coagular, contudo, se não houver ferimento.

Se um coágulo se formar numa artéria que atende o coração (trombose coronariana), ele impede a passagem do sangue que leva oxigênio e nutrientes e acaba gerando um infarto. Do mesmo modo, um trombo numa artéria que alimenta o cérebro é causa comum de AVC. Um trombo pode se formar em qualquer parte do corpo, como pernas, intestinos, olhos ou rins, provocando muita dor e perda de funções. Se um fragmento do trombo se soltar (o êmbolo), o resultado pode ser igualmente prejudicial, pois pode causar entupimento em outra parte do corpo (embolia).

A trombose e a embolia têm as mesmas causas da aterosclerose. Em todos os casos, o delicado equilíbrio entre os mecanismos de coagulação do sangue são perturbados pelo hábito de fumar, ingerir gorduras saturadas e grandes quantidades de açúcar e doces, pela obesidade e pelo sedentarismo. Os fatores alimentares são da maior importância na recuperação da saúde – reduzir o consumo de carne vermelha, açúcares, alimentos processados e fast-foods possibilitará que as artérias se regenerem. A vitamina C é vital para isso, assim como a vitamina E, que é o antioxidante mais importante para neutralizar as lesões à íntima provocadas pelas gorduras saturadas e pelo colesterol.

Os ácidos graxos essenciais do grupo ômega-3 são vitais para o equilíbrio dos mecanismos de coagulação sanguínea de todo o sistema circulatório.

Princípios básicos para um coração saudável

A saúde do coração é crucial para quem deseja uma vida longa, saudável e feliz. Cuidar dele com carinho significa manter a forma e uma vida ativa até a velhice. Então, lembre-se sempre das dicas a seguir.

- Faça uma dieta com baixo teor de gorduras saturadas. Evite alimentos que contenham muito açúcar ou carboidratos refinados.

- Faça exercícios regularmente, como caminhar, nadar, andar de bicicleta.

- Consuma alimentos ricos em vitamina C, vitamina E, betacaroteno, ácidos graxos essenciais, zinco e selênio.

- Não fume.

- Não beba mais do que a dose recomendada de álcool (7-10 unidades por semana deve ser o máximo).

No Ocidente, é comum as pessoas ingirerem mais quantidade de ácidos graxos ômega-6, por causa dos alimentos que costumam consumir. Esse desequilíbrio pode ser corrigido a favor do ômega-3, aumentando a ingestão de peixes oleosos, como salmão, atum, carapau e sardinha. Comer regularmente sementes de linho (linhaça), de abóbora e de girassol tem o mesmo efeito benéfico.

Coagulação do sangue

Conhecemos muito bem o fenômeno da coagulação – quando sofremos um corte, o sangue que sai do ferimento logo fica mais denso e forma um coágulo, impedindo a saída desse valioso fluido. Esse é o primeiro estágio de recuperação do local. Dois componentes do sangue são responsáveis pela coagulação – as plaquetas trabalham em conjunto com uma proteína chamada fibrina. As plaquetas coagulam em uma massa na qual a fibrina pode se grudar. Esta resulta da conversão do fibrinogênio. Um médico pode medir as taxas de fibrinogênio: se estiver alta, o paciente corre risco de ter infarto.

Na doença cardíaca, as plaquetas podem se aglomerar na corrente sanguínea. Estudos mostram que as pessoas que sofreram infarto recentemente, ou que correm esse risco, têm níveis mais altos de aglutinação no sangue.

Nutrição para o coração

Após examinar alguns dos fatores envolvidos nas doenças cardiovasculares, deve ficar claro por que

Doenças e tratamentos

certos nutrientes e alimentos são recomendados para um coração sadio. Os Cinco Combatentes – vitaminas A, C e E e os minerais selênio e zinco – são essenciais. As propriedades antioxidantes desses cinco nutrientes ajudam a aniquilar os radicais livres gerados como subprodutos do metabolismo (veja p. 140) – os danos oxidativos, como vimos,

como antiácidos e analgésicos, o órgão não será capaz de emulsificar e quebrar as gorduras alimentares, gerando acúmulo de colesterol e outros lipídeos.

O consumo regular de laticínios, carnes e alimentos calóricos torna a digestão mais lenta, o

> A prática regular de exercícios aeróbicos é importante para eliminar o excesso de colesterol e exercitar o músculo cardíaco. Para complementar, caminhe, ande de bicicleta ou nade semanalmente para revigorar a circulação.

exercem grande influência nas lesões arteriais. E a produção de radicais livres é ainda aumentada por tabagismo, poluição e consumo de frituras.

A importância da digestão

A boa saúde do sistema digestório é fundamental para a absorção dos nutrientes necessários para o funcionamento ideal do coração.

Azia e indigestão geralmente constituem o primeiro indício do tipo de estresse diário com o qual o coração tem de lidar. Ácido clorídrico insuficiente no estômago impossibilita a quebra de proteínas, gerando a sensação de queimação e estufamento. Isso acontece ao fazermos uma refeição noturna e irmos para a cama pouco depois, exigindo maior esforço do sistema digestório.

Se o fígado já estiver sobrecarregado pelo hábito de beber, pelo uso frequente de medicamentos,

que resulta em constipação e reabsorção de toxinas pela corrente sanguínea.

Para melhorar a digestão como um todo e se beneficiar dos nutrientes para o coração, siga as seguintes orientações:

- Faça várias pequenas refeições ao longo do dia.
- Ajude a digestão, mastigando bem os alimentos.
- Coma no mínimo cinco a sete porções de frutas, verduras e legumes todos os dias para aumentar o volume de fibras, removendo o excesso de colesterol do trato digestório.
- Beba pouco líquido durante as refeições, para evitar que as enzimas digestivas sejam diluídas.
- Consuma muitos alimentos que auxiliem o funcionamento do fígado, como aspargos, alcachofra e beterraba.
- Inclua sucos de verduras cruas em sua dieta, pois contêm alto teor de nutrientes.
- À noite, faça refeições leves.

Coração e circulação

Nas próximas páginas analisaremos cada antioxidante individualmente e apresentaremos alguns outros nutrientes que fazem bem ao coração.

- Vitamina A

A vitamina A existe em duas formas, e o betacaroteno é a mais importante como antioxidante. Além disso, o betacaroteno fortalece os capilares sanguíneos.

Boas fontes: frutas e legumes de cor vermelha, amarela e laranja, como pêssego, pimentão, ameixa e frutas vermelhas.

- Vitamina C

Talvez um dos nutrientes mais poderosos na prevenção de doenças cardiovasculares. Reduz as taxas de colesterol, diminuindo o LDL e elevando o HDL. Afina o sangue e, por isso, ajuda a regular a pressão sanguínea; tem grandes propriedades antioxidantes.

Boas fontes: morango, kiwi, batata e laranja.

- Vitamina E

A vitamina E é ótima para o sistema cardiovascular. Fortalece os vasos, diminui a viscosidade do sangue, regula os batimentos cardíacos e aumenta as taxas de HDL, protegendo, ao mesmo tempo, o LDL dos nocivos radicais livres.

Muitos nutrientes são mais efetivos quando associados a outros. A vitamina E funciona especialmente bem para a proteção do sistema cardiovascular quando combinada com selênio. Atenção: Tenha cautela com o uso de vitamina E se estiver tomando medicamentos para o coração (por exemplo anticoagulantes, como a varfarina).

Se estiver sob medicação, consulte seu médico a respeito do uso de suplementos de vitamina E. (Nesses casos, doses elevadas – 800 IU diárias – não são recomendadas. Pode ser que seu médico o aconselhe a começar com doses pequenas, chegando a 400 IU por dia após três meses.)

Boas fontes: óleo de gérmen de trigo, peixes oleosos, como salmão e carapau, óleos vegetais, ovos, verduras e legumes verdes, e abacate.

- Selênio

O corpo fabrica compostos e enzimas antioxidantes para combater os radicais livres que ocorrem naturalmente. Uma dessas enzimas antioxidantes é a glutationa peroxidase, mas o corpo precisa de selênio para a sua produção. O selênio é um mineral encontrado no solo.

A agricultura moderna exige que se cultivem plantações ano após ano nas mesmas terras, o que exaure o selênio do solo. Vegetais cultivados em solo rico nesse mineral contêm mais selênio que os cultivados em solo empobrecido. Até mesmo os ovos podem variar quanto ao teor de selênio: se a ração das galinhas for rica em selênio, seus ovos também serão.

Boas fontes: fígado, peixes, frutos do mar, gergelim, grãos integrais, cebola e alho.

- Zinco

O zinco é necessário para a síntese do antioxidante natural superóxido dismutase (SOD). Para testar seus níveis desse importante nutriente, faça o teste da página 80.

Boas fontes: moluscos, grãos integrais, como centeio e trigo-sarraceno, amêndoas e castanhas.

133

Doenças e tratamentos

● **Magnésio**

O equilíbrio de potássio e sódio no corpo tem influência na pressão sanguínea, e esse equilíbrio é regulado pelo magnésio. Dessa forma, sua deficiência pode causar aumento de pressão.

O magnésio trabalha com o cálcio em todos os músculos e é responsável por sua capacidade de relaxamento. Como o músculo cardíaco é o que mais se contrai e relaxa entre todos os do corpo, a carência desse mineral pode afetar seu ritmo e levar à arritmia (batimento cardíaco irregular). Os cirurgiões costumam receitar suplementos de magnésio a seus pacientes após as cirurgias de ponte no coração.

O consumo de grandes quantidades de açúcar e álcool estimula a eliminação de magnésio, portanto, seja mais comedido.

Boas fontes: peixes, frutos do mar, lentilha, soja, oleaginosas, sementes, frutas secas e verduras folhosas verdes.

● **Coenzima Q10**

Esse fantástico nutriente participa da produção de energia no âmbito celular. Cada célula tem uma usina de força dentro de si – a mitocôndria – que queima combustível para gerar energia. Quanto mais esforço físico realizamos, mais mitocôndrias temos, pois elas se multiplicam conforme a demanda do corpo. Como o coração é o músculo que mais trabalha no corpo, é um dos que têm maior quantidade de mitocôndria. Assim, ingerir grandes quantidades de coenzima Q10 ajuda o músculo cardíaco em seu incessante trabalho. O interessante é que nosso corpo é capaz de produzir a coenzima Q10 a partir de outras enzimas, mas nossa capacidade de fazer isso diminui com a idade. Outra forma de obtê-la é pela alimentação. No Japão, as pessoas costumam tomar suplementos, e isso está se tornando cada vez mais comum no Ocidente.

Boas fontes: sardinha, carapau, ervilha-torta e espinafre.

● **Vitaminas B**

O grupo de vitaminas B é fundamental para a produção de energia. As vitaminas B_3, B_5 e B_6, são, no entanto, extremamente importantes na prevenção de doenças cardiovasculares.

● B_3

Existem duas formas de vitamina B_3: niacina e niacinamida. A primeira pode dar uma sensação de rubor, porque dilata os vasos sanguíneos. É por essa razão que é tão útil na proteção do sistema cardiovascular: a dilatação dos vasos ajuda a manter a pressão baixa.

Os dois tipos de vitamina B_3 diminuem o LDL e aumentam o HDL, além de ser eficientes no tratamento de diabetes, distúrbio que traz consigo o risco de desenvolver doenças cardiovasculares (veja p. 122).

Boas fontes: verduras folhosas verdes, como couve, espinafre e repolho, e grãos integrais, como painço e centeio.

● B_5

A vitamina B_5, ou ácido pantotênico, pode aumentar as taxas de HDL, melhorando a proporção entre o colesterol bom e o ruim. Também ajuda a reduzir o estresse.

Coração e circulação

Boas fontes: verduras firmes, como brócolis e couve-de-bruxelas, bem como cevada e arroz integral.

● B_6

A vitamina B_6, ou piridoxina, combinada com a vitamina B_{12}, é essencial para evitar o acúmulo de homocisteína, que pode ser parcialmente responsável pelo "estreitamento" das artérias.

Boas fontes: grãos integrais, fígado, rins, ovos, verduras, como repolho, agrião e salsa.

● Óleos e gorduras

Um tipo de óleo, conhecido como ácido eicosapentaenoico (EPA), baixa a pressão e o LDL, aumenta o HDL e diminui a aderência de plaquetas, e, consequentemente, a viscosidade do sangue.

Por ser um óleo, o EPA tem ligações duplas em sua estrutura química que são vulneráveis aos radicais livres. Portanto, sempre equilibre óleos e gorduras com antioxidantes.

Outro tipo de gordura, a saturada, deve ser evitada porque eleva o LDL e os triglicérides do sangue, e também contribui para obstruir as artérias em casos de arteriosclerose e aterosclerose.

Boas fontes: oleaginosas, sementes, peixes (sobretudo os de água gelada, como carapau, salmão, hadoque e sardinha), algas azul--esverdeadas, como espirulina ou clorela. As autoridades da área de saúde recomendam o consumo de peixes oleosos três vezes por semana, mas nós aconselhamos que isso seja feito cinco vezes por semana, além da ingestão de um punhado de oleaginosas todos os dias.

● Fibras

As fibras são muito importantes para o bom funcionamento do coração, pois removem o excesso de colesterol do trato digestório. De maneira insuficiente, o sistema circulatório reabsorve essas substâncias a partir dos intestinos.

Existem dois tipos de fibras – solúveis e insolúveis. As primeiras são encontradas na polpa macia de frutas, como morango, pêssego, nectarina e ameixa. As insolúveis estão presentes em grãos integrais e leguminosas, como arroz integral e selvagem, milho-verde, feijão-fradinho, feijão-roxo e lentilha. Consuma pelo menos duas a três fontes de cada tipo de fibra todos os dias.

Petiscos para um coração sadio

Comer várias vezes ao dia é melhor para você e para o coração do que fazer as tradicionais três refeições diárias. Isso é especialmente verdadeiro quando se trata de um jantar pesado, que exige esforço extra do coração para suprir o resto do corpo com os nutrientes dos quais necessita. Alguns bons petiscos:

● Maçãs e amoras cozidas
● Salada de gomos de grapefruit e laranja
● Biscoitos de centeio com pasta de abacate
● Biscoito de aveia com tahine (pasta de gergelim)
● Torradas de centeio com sardinha
● Blinis de trigo-sarraceno com salmão
● Salada de espinafre com pinoli
● Salada de milho-verde e atum
● Sopa de cenoura com lentilha
● Sopa de cevada com alguns legumes variados

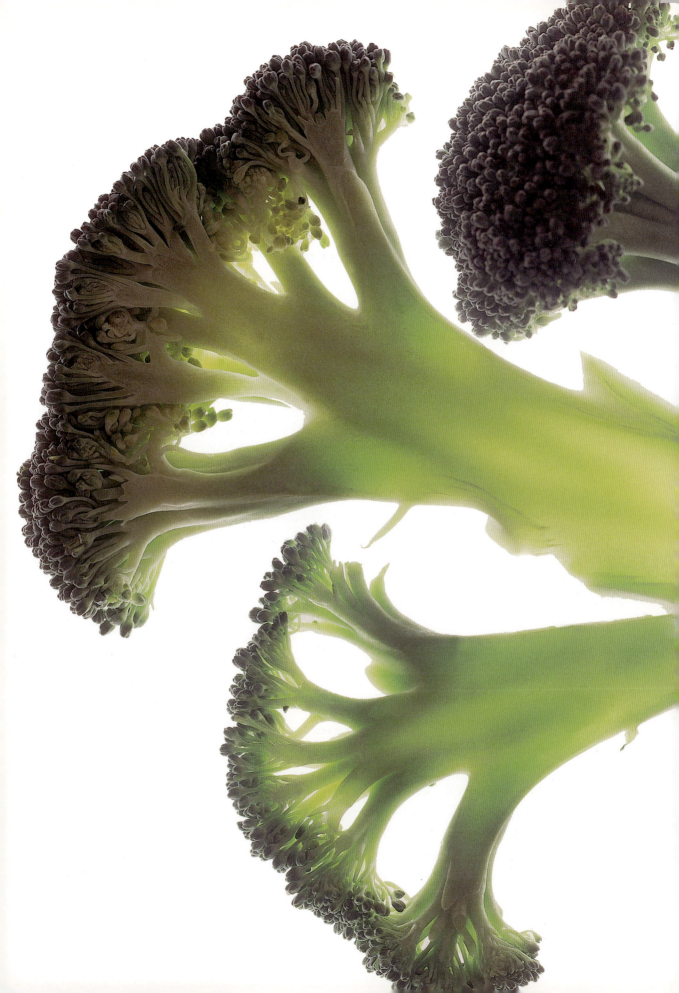

câncer

Câncer é um termo genérico para designar um grupo de cem doenças distintas. Algumas são bem conhecidas, como o câncer de mama ou o de pulmão. Outros tipos, como o câncer pancreático, não são muito familiares em virtude de sua baixa incidência.

É de conhecimento geral que a alimentação e o estilo de vida têm grande influência na formação e no desenvolvimento do câncer. Neste capítulo, avaliaremos como nos proteger melhor da doença.

Todos temos células cancerosas dentro de nós, pois elas surgem naturalmente. Eliminá-las é função do sistema imunológico (veja pp. 97-100). No entanto, a criação de um meio propício à proliferação dessas células, transformando-as no que chamamos de câncer, depende muito de nós. Nossa dieta e nossos hábitos contribuem muito para o risco de desenvolvermos a doença.

É importante salientar que os nutricionistas não são habilitados para "tratar" o câncer. Mas podem, sim, por solicitação do médico ou do paciente, proporcionar auxílio nutricional. Se o paciente estiver sendo tratado por métodos convencionais, então podemos criar um programa nutricional específico para reduzir os efeitos colaterais. Alguns pacientes se recusam a fazer quimioterapia, preferindo tratamentos mais naturais; nesse caso, desenvolvemos um programa que auxilie seu sistema imunológico o máximo possível.

Como o câncer se inicia?

As células saudáveis, quando danificadas ou esgotadas, são substituídas. Esse processo de replicação e reposição normalmente acontece de maneira controlada. Às vezes, as células continuam a se replicar, mas sem qualquer controle. As células excedentes geram tecidos novos e independentes com seu próprio suprimento de sangue, e essa é a base de um tumor. Muitos desses novos tecidos são benignos (não constituem ameaça), podendo ser removidos com cirurgia ou deixados como estão.

Mas alguns são malignos, perigosos porque contêm células cancerosas que crescem descontroladamente e muitas vezes se espalham para outras partes do corpo para formar novos tumores.

As células normais se tornam cancerosas por exposição a carcinógenos ou por predisposição genética. Os genes dotados da capacidade de alterar as características de uma célula são conhecidos como oncogenes. Estes se desenvolvem a partir de genes normais chamados proto-oncogenes, que participam do

À ESQUERDA O brócolis faz parte da família de vegetais crucíferos, que são anticancerígenos.

Doenças e tratamentos

funcionamento cotidiano das células. Muitos fatores contribuem para isso, entre eles, mudanças no DNA (veja abaixo), que, como se acredita, sofre mutação após o contato com um carcinógeno ou vírus. Os oncogenes geram inúmeros fatores que estimulam o crescimento das células mutantes.

O desenvolvimento das células cancerosas ocorre por três razões principais: danos ao DNA, problemas no sistema imunológico e lesão nas membranas celulares.

DNA

Nosso código genético está contido num composto chamado DNA. A constituição única do DNA de cada pessoa nos fornece um projeto para a produção das células no corpo. Por exemplo, quando há necessidade de novas células no trato digestório, o corpo sabe qual tipo deve criar porque isso está programado em seu DNA.

No entanto, se o DNA sofrer qualquer tipo de dano, seja por radicais livres ou substâncias tóxicas seja por vírus, a formação de novas células pode ser prejudicada. Para ilustrar, imagine uma fotocopiadora. Se o documento original tiver algum defeito, as cópias replicadas apresentarão a mesma falha. Se a máquina for programada de maneira incorreta, ela pode gerar cinquenta cópias, em vez da única que fora solicitada. Da mesma forma, o DNA às vezes produz células danificadas ou imaturas em excesso. As células excedentes, então, formam um tumor.

Problemas imunológicos

O sistema imunológico é responsável por limpar os resíduos celulares, bem como as células que não se formaram como deveriam. Mais informações a respeito estão na seção sobre o sistema imunológico (veja pp. 97-105). Quando o sistema está exaurido ou sem o suporte de uma nutrição adequada, ele fica vulnerável. As células mutantes não são mais atacadas nem eliminadas e acabam se proliferando.

Membranas celulares

Por meio de diversos mecanismos, a camada externa da membrana celular pode se danificar, levando rapidamente à divisão celular.

Desencadeadores de câncer

Muitos de nós já ouviram falar de pessoas que fumaram 60 cigarros por dia por 70 anos, sem

---

Carcinógenos comuns

• Fumo	• Comida queimada	• Alimentos fritos
• Nitratos	• Nitritos	• Raios ultravioleta
• Bebidas alcoólicas	• Gás radônio	• Pesticidas
• Amianto	• Cloro	• Fluoreto

nunca se adoentar. Isso indica a existência de fatores capazes de dar início ao processo canceroso. Obviamente, essas pessoas não tinham um fator gatilho que reagisse ao fumo – para elas, nicotina e tabaco não eram carcinogênicos. Talvez seu precipitador fosse o álcool, e se tivessem se viciado nele, as consequências teriam sido outras.

Algumas pessoas têm mais de um fator desencadeador, portanto o câncer poderia resultar de qualquer associação de carcinógenos, como fumo, bebidas alcoólicas, hábito de comer comida tostada/queimada, combinada a um sistema imunológico debilitado. Mais uma vez, isso mostra a nossa individualidade bioquímica.

Categorias de câncer

Existem diversos tipos de câncer, que se agrupam em quatro categorias principais.

- **Leucemias** são cânceres que afetam os tecidos envolvidos na formação do sangue, como a medula óssea. Nesse caso, as células anômalas se multiplicam descontroladamente.
- **Carcinomas** atingem a camada de tecido que reveste as superfícies interna e externa do corpo – o epitélio. As áreas que correm mais risco são glândulas, órgãos, pele e membranas mucosas. As células epiteliais sofrem mutação, e então são produzidas muito rapidamente, com algum tipo de malformação.
- **Sarcomas** são cânceres que se formam no tecido conjuntivo e, assim, podem aparecer em qualquer parte do corpo, como gorduras, músculos, sangue ou linfa.
- **Linfomas** afetam o sistema linfático (veja pp. 121-122), que contém a linfa – o fluido que "lava" os tecidos do corpo. A linfa é filtrada pelos nódulos linfáticos, cuja função é proteger contra infecções e capturar carcinógenos, o que os torna suscetíveis ao câncer.

Como o câncer se desenvolve?	
Início	As células e o tecido têm aparência normal, embora minúsculas mudanças estejam ocorrendo em suas células, dando início ao processo canceroso.
Avanço	O tecido se altera conforme as células se replicam desordenadamente, formando um tumor. Se, por qualquer motivo, o tecido for examinado, as alterações serão detectadas.
Progressão	O câncer aumenta de tamanho conforme novas células são sintetizadas. O tumor agora exige oxigênio e nutrientes só para ele, criando um suprimento sanguíneo. Isso é feito em detrimento dos tecidos ao redor.
Malignidade	O câncer então se estabelece e deixa de reagir a qualquer mudança na dieta ou nos hábitos da pessoa. Cirurgia, quimioterapia e radioterapia podem ser necessárias.
Metástase	O câncer migra ou viaja para outras partes do corpo, gerando tumores secundários.

Doenças e tratamentos

Radicais livres, antioxidantes e câncer

Os radicais livres são moléculas que danificam o DNA e as membranas celulares do corpo. Estão intimamente ligados ao início e à propagação do câncer. São produzidos no corpo como subproduto normal do metabolismo. Luz do sol, tabagismo e frituras criam radicais livres.

Para desarmá-los, o corpo precisa de antioxidantes. Imagine uma maçã cortada ao meio: uma metade é coberta com suco de limão, e a outra fica ao natural. Após alguns minutos, esta última começará a reagir com o oxigênio do ar e ficará amarronzada. A metade com suco de limão manterá a cor original. O suco do limão exerceu efeito protetor, agindo como antioxidante. O mesmo ocorre em nosso corpo quando os antioxidantes nos defendem dos danos dos radicais livres.

Alimentos anticancerígenos

A primeira atitude a ser tomada para se proteger do câncer é reduzir sua exposição a coisas que promovam radicais livres: parar de fumar, resguardar-se do sol e evitar frituras. Mas você também pode ajudar seu corpo a manter um nível adequado de antioxidantes, consumindo alimentos que contenham essas propriedades.

O corpo também produz seus próprios antioxidantes, como duas enzimas antioxidantes produzidas no fígado, o superóxido dismutase (SOD) e a glutationa peroxidase (GP), que dependem de nutrientes para a sua formação. O SOD existe em duas formas: uma requer manganês e ferro, a outra, zinco e cobre. A GP precisa de selênio. Todos esses minerais são obtidos em sementes e oleaginosas, folhas verde-escuras e produtos feitos com grãos integrais, todos frescos. Incluí-los em sua alimentação diária fornecerá a seu corpo os nutrientes de que ele precisa para produzir antioxidantes naturais suficientes.

> "Prevenir é melhor que remediar", e não se pode ignorar a importância dos alimentos frescos para uma vida saudável. Alimentos crus têm maiores concentrações de nutrientes, então consuma-os o máximo que puder, mesmo que seja na forma de frutas e sucos de verduras.

Nutrição e controle do câncer

A nutrição adequada pode ter grande papel no controle do câncer. A nutrição tem três propósitos principais: reforçar o sistema imunológico, auxiliar o corpo na desintoxicação e aumentar os efeitos da medicina convencional, quando possível.

As células cancerosas crescem em meios sem oxigênio. Ao deixar o corpo bem oxigenado, a nutrição adequada ajuda a vencê-las. As células cancerosas também se desenvolvem em ácido araquidônico, um dos produtos do metabolismo de gorduras.

Certa quantidade de ácido araquidônico é essencial, mas, em demasia, pode provocar inflamações, além de criar um meio propício ao câncer. Tal excesso pode ser evitado ao se cortar as gorduras saturadas da alimentação, como leite integral, queijos amarelos e carne vermelha. Comer muitas frutas, verduras e legumes frescos, bem como oleaginosas, sementes e grãos integrais, ajuda a converter as gorduras em gorduras anti-inflamatórias. Acredita-se também que as células cancerosas prosperem em meios com grande concentração de açúcar, gerados por uma alimentação rica em açúcar refinado e bebidas alcoólicas.

É preciso estar ciente disso: não estamos dizendo que uma dieta rica em gorduras e açúcares vai levar ao câncer, mas o risco será maior se esses alimentos forem os preferidos, em detrimento dos alimentos frescos, considerados protetores.

Tratamento de câncer e nutrição
Entre as formas de tratamento estão cirurgia, terapia hormonal, imunoterapia (que estimula o próprio sistema imunológico do corpo com medicamentos), radioterapia e quimioterapia. Todos esses tratamentos sobrecarregam o corpo, por isso o reforço nutricional é fundamental.

Durante a quimioterapia, por exemplo, são administradas substâncias químicas que atacam as células cancerosas. O problema é que elas também atacam as células sadias que as circundam. Alguns efeitos colaterais comuns vão desde queda de cabelo e perda de peso a confusão mental, depressão e letargia. Tanto a quimio como a radioterapia exigem muito do corpo e são extremamente nocivas ao sistema digestório. Fazer refeições leves e bem cozidas, como peixes, verduras e legumes, ingerir suco de aloe vera (babosa) e complementar com um probiótico ajuda a proteger o sistema digestório enquanto esses tratamentos são feitos. É imprescindível recorrer à nutrição para reforçar o sistema imunológico em momentos como esses.

É importante conhecer alguns dos princípios alimentares que diminuem a produção de radicais livres e as condições ambientais que favoreçam o desenvolvimento de cânceres.

Todos os tecidos do corpo têm graus diferentes de acidez e alcalinidade, mas, em geral, eles funcionam melhor em estado levemente alcalino. A acidez prolongada é propícia ao câncer, e a típica alimentação ocidental (frituras, aditivos, corantes, açúcar, sal, alimentos tratados quimicamente, proteínas animais e laticínios em excesso) gera superacidez.

A acidez em excesso pode ser combatida adotando-se a alimentação macrobiótica, que é altamente alcalina. Isso significa a ingestão abundante de verduras e legumes, baixa em gorduras (evitando todos os produtos de origem animal, inclusive os derivados do leite, que contêm alto teor de gorduras saturadas), e o consumo regular de alimentos cujas propriedades, acredita-se, reduzem o desenvolvimento de cânceres, como produtos de soja e vegetais do mar – algas marinhas, dulse e carragena.

As funções celulares são reguladas por um delicado equilíbrio entre os minerais sódio e potássio. Dentro das células há maior quantidade de potássio, e fora delas, de sódio.

Doenças e tratamentos

Juntos, eles criam uma carga elétrica, não muito diferente da de uma bateria de lanterna. Isso é conhecido como bomba de sódio e potássio, e regula quais nutrientes entram na célula e quais substâncias residuais saem dela.

A alimentação ocidental é prejudicialmente rica em sal, que é adicionado a praticamente todos os gêneros alimentícios preparados, acima de tudo pelo "sabor", mas também por sua ação conservadora. Isso causa grande perturbação à bomba de sódio e potássio, aumentando o risco de desenvolvimento de câncer. Max Gerson, que criou o método Gerson de tratamento naturopático de câncer, defendia uma dieta rica em potássio, semelhante à dos nossos antepassados, os homens das cavernas. O potássio é encontrado em abundância em alimentos vegetais crus (legumes, verduras e frutas) em estado natural. Prefira produtos orgânicos, que não contêm substâncias químicas, pesticidas e fertilizantes.

Equilibrar as taxas de açúcar no sangue é vital para a prevenção do câncer. Com a manifestação da doença, ocorre aumento do metabolismo de glicose, que estimula maior produção de insulina. Uma vez iniciado o câncer, ele se alimentará diretamente da glicose do sangue. E, acima de tudo, o sistema imunológico fica comprometido pela elevada taxa de glicemia.

As gorduras saturadas (presentes em alimentos de origem animal) têm influência direta no desenvolvimento do câncer. Nossas membranas celulares devem permanecer fluidas para permitir a entrada de nutrientes e a saída de resíduos tóxicos. O nutriente mais importante para impedir a progressão do câncer é o oxigênio, já que as células cancerosas não sobrevivem na sua presença. O consumo demasiado de gorduras saturadas, contudo, faz as membranas celulares ficarem mais rígidas, inibindo sua absorção de oxigênio. Assim, o desenvolvimento de células anômalas permanece descontrolado.

As fibras são essenciais para a saúde digestiva – e, portanto, para a prevenção dos cânceres de cólon e reto. Muitos estudos trataram da influência da alimentação em diferentes tipos de câncer, analisando tanto os efeitos imediatos como os de longo prazo.

Nitritos e nitratos são usados para conservar presunto, carne, salsicha, bacon, linguiça, peixes e carnes cozidas. Eles apresentam componentes carcinogênicos similares aos do tabaco. As vitaminas antioxidantes A e E são particularmente importantes para neutralizar essas substâncias químicas nocivas no estômago, onde as nitrosaminas são produzidas a partir de nitritos e nitratos.

Descobriu-se recentemente que o álcool é uma das substâncias mais carcinogênicas que consumimos. Em associação com o cigarro, seus efeitos são potencializados. Embora beber ocasionalmente seja aceitável, o consumo regular interfere no processo de desintoxicação do fígado e expõe a boca, a garganta e o esôfago a

dica de nutrição

Ajude seu fígado a eliminar o estrogênio excedente consumindo muitos alimentos ricos em vitaminas B, especialmente a B_2. O excesso de estrogênio aumenta o risco de cânceres de origem hormonal em mulheres, como o câncer de mama e o de ovário. As amêndoas são ricas em B_2 e constituem um petisco rápido e gostoso.

substâncias químicas prejudiciais. A situação é pior para as mulheres do que para os homens, pois, se a desintoxicação do fígado for reduzida ou impedida, o estrogênio excedente não será eliminado adequadamente, o que aumenta o risco de desenvolvimento dos cânceres de mama, ovários e útero, de origem hormonal.

Estrogênios ambientais
Muitos plásticos e produtos domésticos contêm imitadores hormonais, substância de estrutura química similar ao estrogênio produzido por nosso corpo. Os estrogênios sintéticos, como os presentes nas pílulas anticoncepcionais e na terapia de reposição hormonal (TRH), também têm efeito muito mais forte nos tecidos sensíveis ao estrogênio que o grau da atividade gerada pelo estrogênio natural. Esses hormônios sintéticos chegaram ao nosso suprimento de água.

Os imitadores hormonais e o estrogênio sintético, uma vez no corpo, encaixam-se nos receptores de estrogênio e exercem poderoso efeito estrogênico nas células e nos tecidos do corpo. Isso dá início à proliferação rápida e descontrolada das células que acreditamos ter grande participação em muitos cânceres com receptores de estrogênio como o de mama, dos ovários, do endométrio e da próstata.

Você pode reduzir sua exposição a esses hormônios sintéticos usando produtos de limpeza biodegradáveis e evitando embrulhar ou armazenar alimentos em plásticos. Vegetais crucíferos e produtos de soja também ajudam a proteger contra os cânceres que contêm receptores de estrogênio.

Alimentos anticancerígenos
Existem muitos alimentos que hoje sabemos ter grandes propriedades anticancerígenas. O ditado "prevenir é melhor que remediar" não poderia ser mais apropriado. Com a grande incidência da doença, não podemos simplesmente ignorar a importância dos alimentos frescos como parte de um estilo de vida saudável. Os alimentos crus sempre proporcionam maiores concentrações de nutrientes, então consuma-os o máximo que puder, mesmo que seja na forma de frutas e sucos de verduras.

Já conhecemos bem os Cinco Combatentes, grupo de antioxidantes que auxiliam o funcionamento do sistema imunológico. Essas vitaminas e minerais ajudam a evitar que as células cancerosas saiam de controle. Mas há outros alimentos com propriedades anticancerígenas, e vale a pena incluí-los em suas refeições diárias.

Família das crucíferas
Fazem parte desse grupo de alimentos brócolis, couve-flor, repolho, couve-de-bruxelas, acelga e agrião: todos consagrados como poderosas armas contra o câncer. Eles contêm indóis, que estimulam a produção da enzima antioxidante glutationa peroxidase. Acredita-se que os indóis desativem os estrogênios excedentes, que podem causar câncer, em particular o de mama. Esses vegetais também contêm boas concentrações de vitamina C, um antioxidante fantástico, e devem ser ingeridos crus – ou, no máximo, passados levemente no vapor – sempre que possível para preservar os indóis.

A soja e seus derivados

O grão de soja e muitos produtos feitos com ele, como tofu, tempeh, missô e molho de soja, previnem o desenvolvimento de células anômalas. Eles possuem isoflavonas e fitoestrogênios, ambos com propriedades anticancerígenas. Além disso, amenizam os efeitos colaterais da quimioterapia e da radiação.

Alho e cebola

O alho se comporta como um quelante, ou seja, captura as toxinas e as elimina do corpo, entre elas metais pesados cancerígenos como o cádmio dos cigarros. A cebola tem ação semelhante, só que em grau menor. Ambos contêm alicina, um composto de enxofre de ação desintoxicante.

Além disso, o alho estimula os glóbulos brancos que destroem as células cancerosas.

Um dos tipos mais comuns de câncer é o de estômago, e o consumo regular de alho e cebola ajuda a reduzir a probabilidade de desenvolver a doença. O alho é uma rica fonte de enxofre, do qual o fígado necessita para fazer a desintoxicação. Como o fígado é a câmara de compensação para todos os agentes patogênicos e substâncias cancerígenas que passam pelo corpo, a importância desse humilde vegetal não deve ser subestimada.

Kelp

A alga kelp contém iodo, essencial para a saúde da tireoide, a glândula que regula o metabolismo do açúcar no sangue (energia). Sabe-se que a tireoide começa a encolher após os 20 e poucos anos de idade, e muitas pessoas descobrem ter hipotireoidismo (produção insuficiente de hormônios da tireoide) a partir de então.

Se a produção de energia for reduzida, o metabolismo de açúcar no sangue é alterado para se adaptar, o que favorece o câncer. A alga kelp tem grandes quantidades de selênio, um forte antioxidante. (Veja Nutrição para o coração, p. 131.)

Amêndoas

Essas oleaginosas possuem laetrila, um composto natural que contém uma substância letal para as células cancerosas, semelhante ao cianureto. Os gregos, romanos, egípcios e chineses da Antiguidade consumiam sementes e caroços de frutas como damasco, pois acreditavam em suas propriedades anticancerígenas. Convencionalmente, a laetrila é usada como tratamento contra o câncer, mas não como fonte alimentar.

Cogumelos orientais

Maitake, shiitake e reishi contêm os poderosos polissacarídeos imunoestimulantes conhecidos como betaglicanas – que não são encontradas nos cogumelos comuns. Portanto, vale procurar essas joias do Oriente, mesmo na forma desidratada, em supermercados e lojas de alimentos orientais. Use-os em qualquer receita que leve cogumelos.

Tomate

Essa fruta conquistou muito reconhecimento nos últimos anos por suas propriedades que combatem o câncer. O tomate é rico em licopeno, um antioxidante considerado mais efetivo que a vitamina A e o betacaroteno.

Cenoura

Assim como a maioria dos vegetais de cor laranja, a cenoura é uma das fontes mais concentradas de betacaroteno, o precursor da vitamina A, um dos Cinco Combatentes antioxidantes. A moda de consumir grandes quantidades de suco de cenoura como terapia contra o câncer, em especial o de mama, ignora um ponto importante: grande parte dos nutrientes se perde no processo de extração do suco, sem contar as fibras. Então é preciso comer muita cenoura crua, além do seu suco.

Frutas cítricas

Frutas cítricas e cranberry contêm bioflavonoides, que auxiliam e ativam a qualidade antioxidante da vitamina C, que essas frutas têm em abundância.

Pimentões

Contêm capsaicina, que, ao que se acredita, bloqueia os componentes cancerígenos presentes em carnes e peixes defumados e conservados. Os pimentões são também excelente fonte de betacaroteno, sobretudo os vermelhos.

Sementes

As sementes de linho (linhaça), de abóbora, de girassol e de gergelim possuem ligninas, compostos encontrados na casca externa e dura da semente. As ligninas são fitoestrogênios (ou seja, bloqueiam a ação de estrogênios sintéticos e ambientais) e ajudam a reduzir o excesso de estrogênio em circulação no corpo – os estrogênios excedentes são tidos como estimulantes dos cânceres de origem hormonal, como os de mama, de ovário e de útero.

Consumir 1 colher (sopa) de uma mistura dessas sementes por dia é muito saudável. Misture as sementes em smoothies (veja receitas nas pp. 146-172) e prove-as em saladas de frutas e sucos de frutas com cereais. Ficam muito bem com saladas, sopas e ensopados. Soja, tofu, missô e tempeh são boas fontes de ligninas, o que pode ser um dos motivos pelos quais os países asiáticos apresentam baixa incidência de cânceres de origem hormonal.

O poder do alimento cru

O consumo de alimentos crus tem vital importância na prevenção do câncer. O ideal seria que 50 por cento do consumo diário fosse de comida crua. Sucos de frutas e verduras são excelentes, pois contêm grau concentrado de todos os nutrientes antioxidantes, mas devem ser complementados por saladas cruas, palitinhos de legumes e frutas para auxiliar a eliminação de toxinas pelo trato digestório.

Alimentos com betacaroteno

A família carotenoide de frutas, legumes e verduras é rica em betacaroteno, um elemento essencial do grupo antioxidante.

O betacaroteno é encontrado em grandes concentrações em laranja, limão, melão-cantalupo, manga, mamão, tomate, pimentão vermelho, amarelo e verde, cenoura, couve, brócolis, espinafre, abóbora, batata-doce, damasco e pêssego.

Receitas

Todas as receitas a seguir servem quatro pessoas, inclusive os smoothies para o café da manhã. Todas as medidas estão no sistema métrico. Se possível, prefira as versões orgânicas de todos os ingredientes das receitas.

Caldos básicos

Muitas das receitas a seguir têm como ingrediente caldo de legumes ou de galinha. Tendo em vista a sua saúde, utilize preferencialmente caldos caseiros como os descritos a seguir. Eles são muito mais saudáveis que os vendidos em supermercados, pois não contêm sódio.

DE LEGUMES

Rendimento cerca de 2 litros

Ingredientes
- 3 colheres (sopa) de azeite de oliva
- 2 cebolas picadas
- 2 dentes grandes de alho picados
- 2 cenouras grandes picadas
- 3 talos de aipo (salsão) picados
- 1 alho-poró picado
- 6 grãos de pimenta-do-reino
- 1 amarradinho de ervas frescas variadas (1 galho de tomilho, 1 galho de sálvia, 1 galho de alecrim, 1 galho de salsa, 1 folha de louro)
- 3 litros de água

Preparo Aqueça o azeite em uma panela grande, de fundo grosso, e refogue a cebola e o alho até que fiquem macios. Acrescente a cenoura, o aipo, o alho-poró e os grãos de pimenta e refogue por 7-10 minutos em fogo baixo. Adicione o amarradinho de ervas e a água, e, assim que ferver, deixe cozinhar em fogo baixo por cerca de 30 minutos – com o auxílio de uma escumadeira, vá retirando a espuma que se formar na superfície. Deixe esfriar, coe e guarde na geladeira, bem tampado, por cerca de 3 dias, ou no freezer, separado em porções, por cerca de 1 mês.

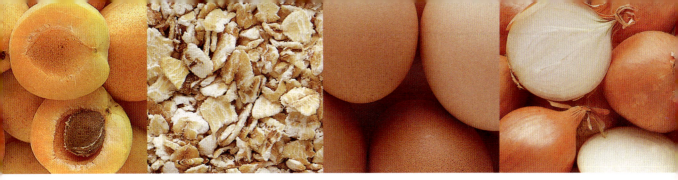

DE GALINHA

Rendimento cerca de 2 litros

Ingredientes
1 ½ kg de costas e pescoço de frango (sem a pele)
2 cenouras picadas
2 talos de aipo (salsão) picados
1 alho-poró picado
2 dentes de alho grandes
1 amarradinho de ervas frescas variadas (1 galho de tomilho, 1 galho de sálvia, 1 galho de alecrim, 1 galho de salsa, 1 folha de louro)
12 grãos de pimenta-branca
3 cravos-da-índia
1 cebola grande inteira (sem a casca)
3 litros de água

Preparo Coloque as costas e os pescoços de frango em uma panela grande, de fundo grosso. Cubra com água, leve ao fogo e deixe ferver por 5 minutos. Retire do fogo e escorra toda a água. Acrescente a cenoura, o aipo, o alho-poró, o alho, o amarradinho de ervas e os grãos de pimenta. Espete os 3 cravos-da-índia na cebola descascada e adicione ao restante dos ingredientes. Junte a água, leve ao fogo, e, assim que ferver, deixe cozinhar em fogo baixo por cerca de 1 hora – com o auxílio de uma escumadeira, vá retirando a espuma que se formar na superfície. Deixe esfriar, coe e guarde na geladeira, bem tampado, por cerca de 3 dias, ou no freezer, separado em porções, por cerca de 1 mês.

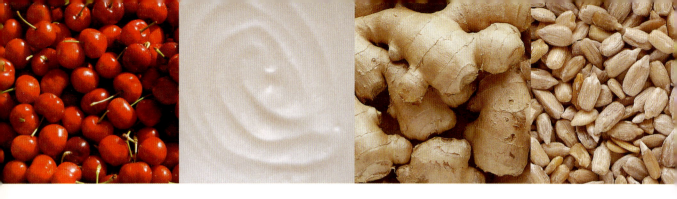

Receitas para um sistema digestório saudável

Frutas, legumes e verduras frescos contêm enzimas digestivas. Cebola, alho e arroz são alimentos calmantes para o sistema digestório como um todo, e mesmo nos distúrbios mais graves, qualquer um desses três alimentos tem efeito calmante. As fibras presentes em frutas, verduras, legumes e grãos integrais são importantes para manter o bom funcionamento dos intestinos e prevenir a prisão de ventre.

Café da manhã

OVOS MEXIDOS EM CAMA DE ESPINAFRE

Se você sofre de indigestão, distensão abdominal ou flatulência, talvez sinta certa dificuldade em digerir os alimentos ricos em proteínas. Os ovos, no entanto, são grande fonte de proteínas de qualidade, e fazê-los mexidos ajuda a quebrar as proteínas, tornando sua digestão muito mais fácil. O espinafre é rico em cálcio e magnésio, dos quais os músculos necessitam para deslocar a comida ao longo dos intestinos, o que torna esta receita excelente para começar o dia.

Ingredientes
4 ovos orgânicos ou caipiras
125 ml de leite ou leite de soja
1 pitada de pimenta-do-reino
450 g de espinafre fresco ou congelado
1 colher (chá) de azeite de oliva
1 colher (sopa) de salsa fresca picada bem fino

Preparo Quebre os ovos numa tigela e bata-os com um garfo até que fiquem bem homogêneos. Misture o leite aos poucos e junte a pimenta-do-reino. Passe o espinafre (já lavado e escorrido) no vapor ou cozinhe-o rapidamente apenas na água que ficou nas folhas após serem lavadas. Escorra. Aqueça o azeite em uma frigideira antiaderente e adicione a mistura de ovos. Mexa até a mistura ficar firme, retire do fogo e reserve. Divida o espinafre cozido em quatro pratos. Com uma colher, ponha os ovos mexidos sobre a cama de espinafre e polvilhe com a salsa.

SMOOTHIE DE ABACAXI E MAMÃO

Essas duas frutas tropicais são repletas de enzimas que auxiliam a digestão e amenizam inflamações. Os iogurtes naturais com probióticos contêm bactérias benéficas que ajudam a manter o intestino delgado e o cólon saudáveis. Constitui um café da manhã rápido e fácil.

Ingredientes
½ abacaxi fresco (sem a casca)
1 papaia madura (sem a casca e sem as sementes)
4 cubos de gelo
250 ml de leite de arroz ou de soja
2 colheres (sopa) de leite de vaca ou iogurte de soja com probióticos
1 colher (sopa) de leite de coco

Preparo Pique o abacaxi e coloque-o no liquidificador, então adicione a papaia em pedaços. Acrescente os cubos de gelo, o leite de arroz ou de soja, o leite de vaca ou o iogurte de soja, e o leite de coco. Bata tudo em velocidade alta até adquirir consistência cremosa. Sirva gelado.

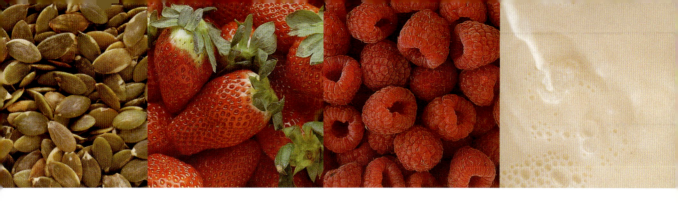

MINGAU RICO EM FIBRAS

A aveia ajuda a estabilizar as taxas de açúcar no sangue, proporcionando energia prolongada. A aveia e o farelo de aveia são ricos em fibras solúveis, que aumentam o tônus muscular dos intestinos e são excelentes fontes de bactérias intestinais boas. Um início de dia rico em fibras vai ajudá-lo a ter um intestino regular.

Ingredientes
4 ameixas secas (sem caroço)
8 colheres (sopa) de aveia em flocos
600 ml de água
2 colheres (sopa) de farelo de aveia
2 colheres (chá) de melaço escuro (opcional)

Preparo
Coloque todos os ingredientes numa panela. Leve ao fogo médio, mexendo sem parar até ferver e a mistura ficar mais densa. Cozinhe em fogo baixo por 2-3 minutos, e se o mingau ficar muito firme, acrescente um pouco mais de leite ou água, mexendo até adquirir a consistência desejada. Sirva quente.

TÔNICO DE REPOLHO E MAÇÃ

Os sucos de frutas e verduras frescas e em estado natural trazem inúmeros benefícios para a digestão. Se tiver a sorte de possuir um extrator de suco, é hora de lhe dar bom uso. Esta pode parecer uma combinação estranha, mas, na verdade, é muito gostosa. O suco de repolho tem propriedades curadoras fantásticas para a mucosa intestinal, e a maçã reativa as bactérias intestinais benéficas. É um tônico excelente e perfeito para quem sofre de diarreia, colite, doença celíaca e doença de Crohn.

Ingredientes
4 maçãs
¼ de repolho branco
8 cubos de gelo
4 ramos de hortelã

Preparo
Retire as sementes das maçãs. Elimine as folhas externas do repolho. Passe a maçã e o repolho pelo extrator de sucos. Coloque em quatro copos, acrescente o gelo e finalize com os ramos de hortelã.

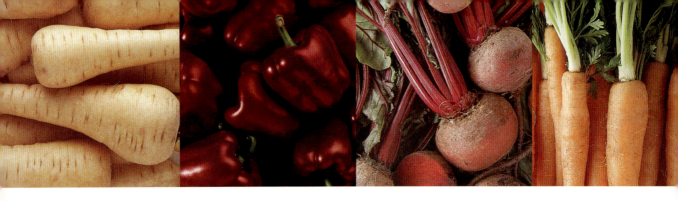

Almoço

SOPA DE ERVA-DOCE COM AIPO

Ambos são ótimos curadores digestivos. O aipo auxilia o funcionamento do fígado, e a erva-doce alivia inflamações das mucosas. Durante as crises digestivas não se deve comer muitos alimentos crus, portanto legumes e verduras bem cozidos na forma de sopas e ensopados nutritivos são ótimos para dar tempo ao sistema digestório de se recuperar.

Ingredientes
- 450 g de batata
- 1 cebola grande
- 2 bulbos de erva-doce (funcho)
- 1 cabeça de aipo (salsão)
- 600 ml de caldo de legumes
- 1 colher (sopa) de tomilho fresco (sem os talinhos)
- 2 folhas de louro
- 1 colher (sopa) de salsa fresca picada bem fino

Preparo Descasque e pique as batatas. Pique a cebola, a erva-doce e o aipo em pedaços miúdos. Coloque todos os ingredientes, menos a salsa, em uma panela de fundo grosso. Leve ao fogo médio até levantar fervura e deixe cozinhar por 10 minutos. Tampe a panela, diminua o fogo e cozinhe por mais meia hora. Retire do fogo e deixe esfriar ligeiramente. Elimine as folhas de louro e ponha os ingredientes no liquidificador ou processador de alimentos. Bata até obter uma sopa cremosa. Torne a pôr na panela e aqueça novamente. Sirva em pratos fundos e polvilhe com a salsa. Fica deliciosa com pão de centeio torrado.

SURPRESA DE BATATA-DOCE

A batata-doce é fácil de digerir e rica em betacaroteno, daí sua cor característica. O betacaroteno se converte em vitamina A, um poderoso antioxidante que ajuda a atenuar a inflamação intestinal. O queijo de cabra é ótima alternativa ao queijo feito com leite de vaca, que você deve evitar se estiver seguindo uma dieta que exclui laticínios. O sabor adocicado da batata-doce complementa o gosto forte do queijo de cabra. É um almoço altamente nutritivo e ótimo substituto para a tradicional batata assada com queijo cheddar.

Ingredientes
- 4 batatas-doces grandes
- 300 g de queijo de cabra macio
- 1 colher (sopa) de pinoli grosseiramente picado

Preparo Preaqueça o forno em temperatura alta (220 °C). Lave bem as batatas-doces, coloque-as numa assadeira e leve ao centro do forno. Deixe assar por 30-40 minutos (quando a ponta de uma faca penetrar com facilidade até o centro da batata, ela estará no ponto). Tire as batatas-doces do forno, abra-as longitudinalmente e, com cuidado para não furar a casca, retire a polpa (reserve as cascas). Misture a polpa das batatas com o queijo de cabra e os pinoli. Recheie as cascas com essa mistura e leve novamente ao forno por mais 5 minutos ou até o queijo derreter. Sirva com uma salada verde para compor um perfeito almoço light.

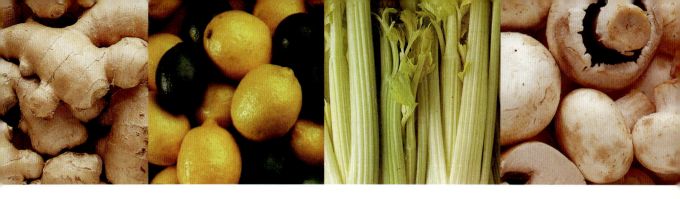

MOLHO DE IOGURTE COM HORTELÃ

Inchaço e dor abdominal após as refeições geralmente são gerados por espasmos musculares que seguram os gases, e a hortelã é conhecida por amenizar esses problemas. Os óleos essenciais da hortelã também ajudam a relaxar os músculos dos intestinos, reduzindo o inchaço. Esta receita é deliciosamente refrescante como molho para acompanhar palitinhos de legumes. Você também pode adicionar azeite de oliva e suco de limão para deixar sua consistência mais líquida e usá-la como molho de salada.

Ingredientes
1 colher (sopa) de hortelã fresca
1 talo de cebolinha verde
125 ml de iogurte natural com probióticos

Para molho de salada:
1 colher (sopa) de azeite de oliva
Suco de ½ limão-siciliano

Preparo Pique fino a hortelã e a cebolinha. Em uma vasilha, misture bem o iogurte, a hortelã e a cebolinha. Se quiser, já pode usar a mistura como um molho – é só guarnecer com 2 folhas frescas de hortelã. Mas se preferir um molho de salada, acrescente o azeite e o suco de limão, misture bem e sirva com uma salada verde.

PARGO ASSADO NO VAPOR

A mucosa digestiva de um adulto tem, em média, 9 metros de comprimento e requer proteínas e zinco para se conservar. Os peixes de carne branca são fáceis de digerir, além de excelente fonte desses dois nutrientes. Este prato é simples, fácil de preparar e delicioso.

Ingredientes
2 pargos (sem as vísceras)
1 colher (sopa) de salsa fresca picada fino
1 colher (sopa) de manjerona
1 colher (sopa) de tomilho fresco (sem os talinhos)
4 batatas grandes

1 colher (sopa) de azeite de oliva
6 chalotas picadas fino
2 dentes de alho picados fino
10 tomates-cereja
1 pitada de pimenta-do-reino
300 ml de caldo de legumes
Suco de ½ limão-siciliano

Preparo Preaqueça o forno em temperatura alta (200 °C). Lave os peixes e recheie-os com metade das ervas (salsa, manjerona e tomilho). Descasque as batatas e corte-as em rodelas finas. Escalde-as em água fervente por 10 minutos, escorra bem e deixe esfriar. Unte uma assadeira funda com metade do azeite. Disponha as rodelas de batata, as chalotas e o alho no fundo da assadeira. Por cima, acomode o peixe. Coloque os tomates, o restante das ervas e do azeite sobre o peixe e polvilhe com a pimenta-do-reino. Misture o caldo de legumes com o suco de limão e despeje por cima. Cubra com papel-alumínio, leve ao forno e asse por 30-40 minutos. Sirva com 1 fatia de limão.

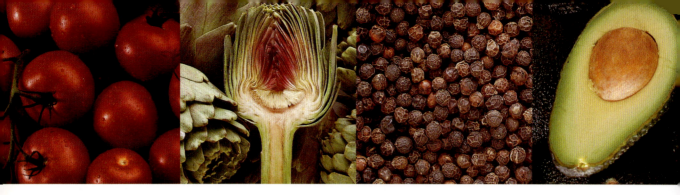

CORDEIRO MARROQUINO COM QUINOA E COENTRO

Este prato aromático é cheio de tônicos digestivos. O açafrão-da-terra e o gengibre possuem poderosas propriedades anti-inflamatórias, enquanto o damasco é rico em betacaroteno, importante para a saúde das membranas mucosas que revestem o trato digestório. A salsa fresca contém alto teor de vitamina C e ferro, e o coentro se prende às toxinas, estimulando a purificação. As receitas de cordeiro marroquino geralmente são servidas com cuscuz, que leva trigo e, portanto, contribui para problemas digestivos. Por isso, sugerimos substituí-lo por quinoa, um grão que constitui excelente alternativa ao cuscuz e costuma ser bem tolerado por pessoas com digestão sensível.

Ingredientes

1 colher (sopa) de azeite de oliva
450 g cordeiro sem gordura, em cubos
1 cebola grande picada
1 colher (chá) de coentro em pó
½ colher (chá) de cominho em pó
1 colher (chá) de gengibre fresco ralado
2 dentes de alho picados
250 ml de caldo de legumes
240 g de grão-de-bico
300 g de batata em cubos
8 damascos frescos ou desidratados picados graúdo
1 pitada de pimenta-do-reino
1 colher (sopa) de salsa fresca picada
400 g de quinoa
½ colher (chá) de açafrão-da-terra em pó
6 tomates grandes picados
1 colher (sopa) de coentro fresco picado

Preparo

Preaqueça o forno em temperatura média (180 °C). Numa caçarola refratária grande, aqueça o azeite até pouco antes de fazer fumaça. Adicione o cordeiro e a cebola e mantenha em fogo alto, mexendo constantemente, até o cordeiro dourar e a cebola suar. Então, abaixe o fogo e acrescente o coentro em pó, o cominho, o gengibre e o alho e deixe cozinhar por cerca de 2 minutos, sempre mexendo. Adicione o caldo, o grão-de-bico, a batata, os damascos e a pimenta-do-reino. Cubra a caçarola com papel-alumínio e leve-a ao forno. Deixe cozinhar por cerca de 1 hora ou até que o cordeiro esteja macio, adicionando um pouquinho de água sempre que necessário. Retire do forno e misture a salsa. Então, tampe novamente e deixe a carne descansar por 10 minutos. Enquanto isso, lave a quinoa e coloque-a, junto com o açafrão-da--terra, numa panela com água fervente. Deixe cozinhar por 10-15 minutos ou até a quinoa ficar inchada e macia. Escorra a quinoa, misture o tomate, o coentro fresco e tempere com 1 pitada de pimenta-do-reino. Sirva a quinoa e o cordeiro marroquino quentes.

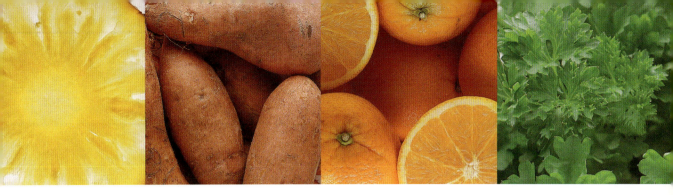

Sobremesa

CREME PICANTE DE MAÇÃ E PERA

Naturalmente doce e rico na fibra solúvel pectina, este prato é uma sobremesa saudável para qualquer pessoa. A pectina ajuda a regular os intestinos e se liga às toxinas e metais pesados, para que sejam eliminados do corpo.

Ingredientes
- 4 maçãs
- 4 peras maduras
- 100 ml de água
- 1 colher (chá) de mel
- ½ colher (chá) de canela
- 200 ml de creme de soja

Preparo Descasque as maçãs e as peras, retire as sementes e pique. Coloque numa panela com a água, o mel e a canela. Quando levantar fervura, abaixe o fogo e mexa até as frutas ficarem macias e fofas, o que leva 10-15 minutos. Retire do fogo e deixe esfriar. Acrescente o creme de soja e misture bem. Coloque em recipientes individuais e leve à geladeira até a hora de servir.

PUDIM DE ARROZ SEM LACTOSE

Todo mundo adora este tradicional pudim, que é um grande acompanhamento para qualquer compota de frutas. Preparar uma versão sem lactose é simples – basta substituir o leite de vaca convencional por leite de soja ou de arroz não adoçado. Libere sua criatividade – você pode testar esta receita com diversos ingredientes, como ameixa seca, damasco, blueberry, framboesa, cacau em pó ou sementes de gergelim.

Ingredientes
- 225 g de arroz integral
- 600 ml de leite de soja ou de arroz
- ½ colher (chá) de essência de baunilha
- 1 ovo orgânico ou caipira
- Noz-moscada a gosto

Preparo Preaqueça o forno em temperatura média (180 °C). Unte uma forma refratária. Lave o arroz e escorra. Numa panela, aqueça o leite até ferver e adicione o arroz e a essência de baunilha. Tampe a panela e cozinhe em fogo baixo por 40-50 minutos ou até o arroz ficar macio. Verifique com frequência se é preciso acrescentar mais leite. Mexa de vez em quando para o arroz não grudar na panela. Quando estiver cozido, retire a panela do fogo. Bata o ovo com um garfo e adicione-o ao arroz cozido, mexendo bem. Coloque a mistura na forma untada e rale um pouco de noz-moscada por cima. Leve ao forno e asse por 20 minutos a meia hora, ou até dourar. Sirva estalando de quente.

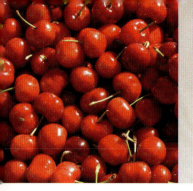
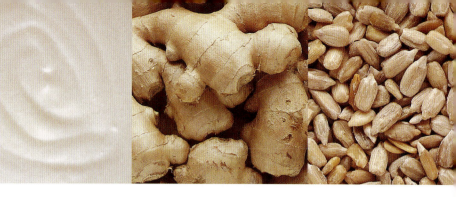

Receitas para reforçar o sistema imunológico

Chás, café e bebidas alcoólicas, medicamentos, drogas recreativas e poluição estimulam a produção de radicais livres. O sistema imunológico é capaz de combater doenças diariamente, desde que esteja fortalecido. Os nutrientes antioxidantes – vitaminas A, C, E e os minerais selênio e zinco – são encontrados em frutas, verduras e legumes frescos, peixes, grãos integrais, oleaginosas e sementes.

SMOOTHIE DE ABACATE COM KIWI

Esta bebida para despertar é repleta de nutrientes ativadores da imunidade. O abacate contém grande concentração de vitamina E, que protege as células dos efeitos nocivos das toxinas e aumenta os efeitos da vitamina C. O kiwi e o limão são ricos em vitamina C, o nutriente mais importante para a imunidade; e o leite de coco é rico em ácido láurico, considerado como portador de propriedades antivirais. Enfim, uma excelente maneira de começar o dia.

Ingredientes
4 kiwis
1 abacate
Suco de ½ limão
300 ml de leite de soja ou de arroz
60 ml de leite de coco, mais um extra para fazer um redemoinho
4 cubos de gelo

Preparo Descasque os kiwis e ponha-os no liquidificador. Tire a casca e o caroço do abacate e coloque-o no liquidificador com todos os outros ingredientes. Bata em velocidade alta até ficar macio e homogêneo. Despeje em copos e sirva com um redemoinho de leite de coco no topo.

CAFÉ DA MANHÃ DE CEREJA

A cereja preta é deliciosa e rica em bioflavonoides e vitamina C, ambos ótimos antioxidantes. As cerejas são boas para purificar o sangue e ajudar a eliminar toxinas. As sementes de girassol contêm ácidos graxos essenciais, que também são importantes para a imunidade. A aveia possui fibras e é boa fonte de carboidratos de liberação lenta, o que proporciona a energia necessária para enfrentar uma manhã agitada.

Ingredientes
400 g de cerejas pretas sem caroço (frescas, congeladas ou em conserva)
200 g de tofu ou 175 g de iogurte natural com probióticos
2 colheres (sopa) de sementes de girassol
1 litro de leite de soja ou de arroz
3 colheres (sopa) de aveia em flocos

Preparo Coloque todos os ingredientes no liquidificador. Bata em velocidade alta até ficar com consistência suave. Sirva logo em seguida.

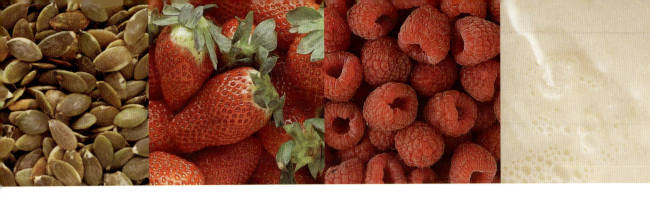

Almoço

SOPA DE BETERRABA

Bioflavonoides e proantocianidinas estão presentes em frutas, verduras e legumes. Esses pequenos nutrientes vegetais são grandes estimulantes da imunidade e têm propriedades antivirais. São importantes também para a integridade das veias, das artérias e dos capilares, pelos quais passam muitas células imunológicas. A beterraba tem essas propriedades, o que torna esta sopa um excelente tônico se você estiver com infecção ou apenas se sentindo indisposto.

Ingredientes
- 450 g de batatas
- 3 beterrabas
- 1 cebola grande
- 2 dentes de alho
- 600 ml de caldo de legumes
- 1 ramo de alecrim fresco
- 2 colheres (chá) de vinagre balsâmico
- 60 ml de iogurte natural com probióticos
- 1 pitada de pimenta-do-reino

Preparo
Descasque as batatas, as beterrabas, a cebola e o alho e pique. Coloque numa panela grande e adicione o caldo, o alecrim e o vinagre balsâmico. Leve ao fogo até ferver, depois diminua o fogo, tampe e deixe cozinhar por cerca de 45 minutos. Retire do fogo, deixe esfriar um pouco, e então retire o ramo de alecrim. Coloque os ingredientes no liquidificador ou no processador de alimentos e bata até ficar uma sopa bem cremosa. Misture o iogurte e tempere com a pimenta. Aqueça um pouco novamente antes de servir.

SOPA DE ALHO-PORÓ COM SALSA

A salsa é rica em vitamina C e magnésio. A vitamina C protege as células dos danos dos radicais livres e o magnésio é importante para o baço, órgão envolvido na produção e no armazenamento das células imunológicas. O alho-poró é famoso por seu efeito purificador e por estimular a eliminação de ácido úrico, que está associado a problemas como gota e espasmos musculares.

Ingredientes
- 4 alhos-porós graúdos
- 450 g de batatas
- 1 maço grande de salsa
- 1 cebola
- 240 g de feijão-manteiga
- 600 ml de caldo de legumes

Preparo
Lave muito bem o alho-poró, as batatas e a salsa. Descasque as batatas e a cebola. Pique todos os ingredientes e coloque numa panela grande, junto com o feijão-manteiga e o caldo. Leve ao fogo, e depois que ferver abaixe o fogo, tampe e cozinhe por cerca de 4 minutos. Sirva esta sopa em pratos fundos, polvilhada com um pouco de salsa fresca.

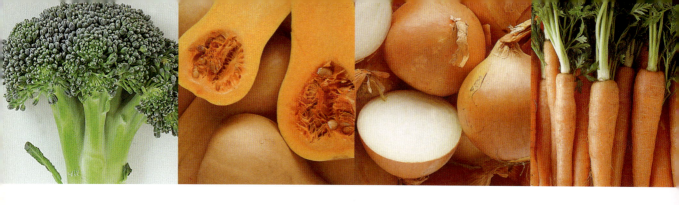

SALADA DE AGRIÃO COM PEITO DE PERU QUENTE

Esta é uma excelente salada para o sistema imunológico. O agrião está entre as dez melhores fontes de antioxidantes, é rico em vitamina C, magnésio e betacaroteno, e ótimo para a proteção, desintoxicação e atividade antimicrobiana das células. Além disso, por ser rico em potássio, favorece o funcionamento dos rins e ajuda a eliminar o excesso de muco e catarro.

Ingredientes
- 1 punhado de radicchio
- 1 punhado de brotos de alface
- 1 punhado de espinafre baby
- 1 maço de agrião
- 1 abobrinha
- ½ pepino
- 4 cebolas roxas
- 1 colher (sopa) de azeite de oliva
- 450 g de peito de peru
- 1 dente de alho
- 1 colher (sopa) de sementes de gergelim
- Molho de cranberry para salada (veja receita abaixo)

Preparo Preaqueça a grelha. Rasgue em pedaços pequenos as duas primeiras verduras da lista. Acrescente o espinafre baby e o agrião às outras folhas. Corte em tirinhas a abobrinha e o pepino. Misture a salada de folhas com a abobrinha e o pepino e coloque um bom punhado em cada prato. Corte a cebola em anéis e coloque-os numa vasilha com o azeite. Fatie o peito de peru, pique o alho bem miudinho e misture-o aos anéis de cebola. Deixe marinar por 15 minutos e ponha o peito de peru e os temperos na grelha quente. Deixe grelhar por 10 minutos, vire o peru e deixe por mais 5-10 minutos ou até que esteja pronto. Coloque o peito de peru e a cebola em cima da salada de folhas. Polvilhe com as sementes de gergelim e tempere com o molho de cranberry.

MOLHO DE CRANBERRY PARA SALADA

O cranberry contém bioflavonoides, fitoquímicos que são grandes estimulantes do sistema imunológico. As propriedades antibacterianas do cranberry são bem conhecidas, e além disso ele protege especialmente a bexiga e os rins de infecções bacterianas.

Ingredientes
- 1 colher (sopa) de calda ou geleia de cranberry (de preferência sem açúcar)
- 2 colheres (sopa) de vinagre de vinho tinto
- 5 colheres (sopa) de azeite de oliva
- 1 pitada de pimenta-do-reino

Preparo Coloque todos os ingredientes num recipiente com tampa de rosquear e agite bem. Leve à geladeira para resfriar e use como molho de salada. Pode ser mantido na geladeira por até 1 mês.

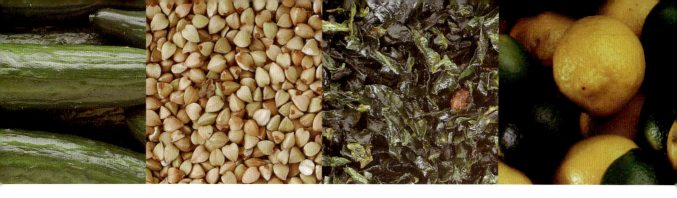

PASTA DE SEMENTES DE ABÓBORA

Esta receita é puro deleite. Uma pasta deliciosa, que se for consumida com bolos de arroz, biscoitos de aveia ou de centeio, compõe um rápido aperitivo rico em proteínas e zinco – ambos nutrientes fundamentais para a imunidade. As sementes de abóbora são uma das fontes mais ricas de zinco e há muito são associadas com resistência imunológica, proteção da próstata e da fertilidade. Além disso, contêm ômega-6, imprescindível para o sistema imunológico e linfático.

Ingredientes 200 g de sementes de abóbora   150-200 ml de azeite de oliva

Preparo Triture as sementes de abóbora até adquirirem consistência de pó – isso fica mais fácil no moedor de café de um processador de alimentos. Transfira para uma vasilha e acrescente o azeite, 1 colher (sopa) de cada vez, até adquirir uma consistência fácil de espalhar. Guarde a pasta na geladeira, dentro de uma vasilha com tampa de rosquear, para manter o frescor – assim ela se conservará por até uma semana.

PATÊ DE NOZES, BERINJELA E TOFU

As nozes são ricas nas vitaminas antioxidantes C e E, uma boa combinação para proteger as células dos efeitos nocivos das toxinas e dos poluentes. Contêm também alto teor de zinco, mineral que estimula a imunidade, necessário para a produção de células T pela glândula timo.

Ingredientes
- 1 berinjela
- 1 cebola roxa pequena
- 1 dente de alho
- 1 colher (sopa) de azeite de oliva
- 2 colheres (chá) de uma mistura de ervas desidratadas
- 1 colher (sopa) de purê de tomate
- 200 g de nozes
- 250 g de tofu
- Suco de 1 limão-siciliano
- Pimenta-do-reino a gosto

Preparo Corte a berinjela em cubos pequenos. Pique a cebola e o alho. Aqueça o azeite numa frigideira e refogue a cebola até ficar macia e translúcida. Abaixe o fogo e adicione o alho, a berinjela, as ervas e o purê de tomate. Refogue até a berinjela ficar bem macia – se o líquido secar, acrescente um pouco de água. Retire do fogo e deixe esfriar um pouco. No liquidificador ou processador, triture as nozes até virarem pó e reserve. Coloque o refogado de berinjela e o tofu no liquidificador ou processador e bata em velocidade alta até obter uma pasta. Acrescente água, se necessário. Aos poucos, vá adicionando as nozes em pó – com mais água, se preciso – para obter uma consistência razoavelmente espessa. Tempere com o suco de limão-siciliano e pimenta-do-reino a gosto. Este patê pode ser consumido no almoço, como acompanhamento de saladas, recheio de batatas assadas, ou simplesmente com bolos de arroz, biscoitos de aveia ou de centeio.

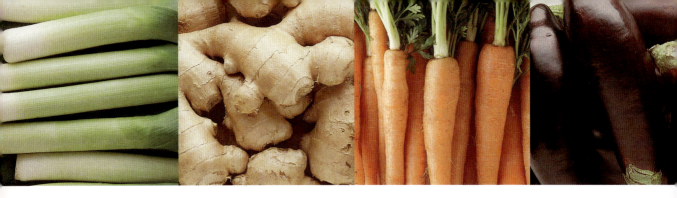

Jantar

SARDINHA MEDITERRÂNEA

O sistema linfático precisa de um bom suprimento de ácidos graxos essenciais ômega-3 para seu bom funcionamento e imunização. A sardinha faz parte da família de peixes oleosos, o que significa que é rica em ômega-3. O alho ajuda a combater infecções, enquanto o tomate e o pimentão contêm antioxidantes que estimulam a proteção das células.

Ingredientes
- 8 sardinhas frescas (sem as vísceras)
- 2 pimentões vermelhos (sem as sementes)
- 1 pimentão amarelo (sem as sementes)
- 2 pimentas-malaguetas médias (sem as sementes)
- 2 abobrinhas
- 1 berinjela
- 6 chalotas
- 2 dentes de alho
- 15 tomates-cereja
- 1 colher (sopa) de manjericão fresco picado
- 1 colher (sopa) de tomilho fresco picado (sem os talinhos)
- 1 colher (sopa) de manjerona fresca picada
- 1 colher (sopa) de orégano fresco picado
- 2 colheres (sopa) de azeite de oliva
- Pimenta-do-reino a gosto

Preparo Preaqueça o forno em temperatura alta (200 °C). Lave as sardinhas e retire a cabeça e a cauda. Reserve. Corte os pimentões em rodelas e pique as pimentas bem miudinho. Corte as abobrinhas e a berinjela em tiras e disponha-as, junto com os pimentões e a malagueta, no fundo de uma assadeira untada. Pique as chalotas e o alho e acrescente à assadeira. Distribua por cima os tomates-cereja. Salpique as ervas frescas sobre os legumes e regue com o azeite. Acomode as sardinhas sobre os legumes e polvilhe com pimenta-do-reino. Leve ao forno e asse por cerca de 20 minutos. Sirva com salada verde.

ATUM COM TOMATE SECO

O atum é outro membro da família de peixes oleosos. Para esta receita você vai precisar de filés frescos de atum, e não em lata. O tomate é rico em betacaroteno e licopeno, mais um antioxidante do grupo dos carotenos, que ajudam a proteger os tecidos oculares.

Ingredientes
- 1 cebola roxa
- 2 dentes de alho
- 1 pimentão vermelho
- 1 pimentão laranja
- 2 colheres (sopa) de azeite de oliva
- 4 filés médios de atum
- 4 colheres (chá) bem cheias de pesto de tomate seco

Preparo Preaqueça o forno em temperatura alta (200 °C). Pique a cebola e o alho. Tire as sementes dos pimentões e corte-os em rodelas. Aqueça o azeite numa frigideira grande de fundo grosso. Acrescente a cebola, o alho e os pimentões e refogue rapidamente. Transfira para uma assadeira refratária e acomode os filés de atum sobre o refogado. Em cima de cada filé de atum, coloque 1 colher bem cheia de pesto de tomate seco. Cubra a assadeira com papel-alumínio, leve ao forno e asse por 15-20 minutos. Sirva com uma salada verde fresca e com batatas.

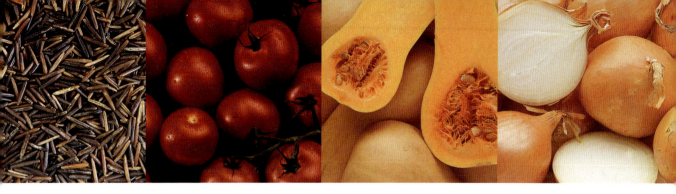

PITU À TAILANDESA

Infelizmente, séculos de agricultura intensiva esgotaram os minerais de nosso solo. A maior perda foi de selênio, que é especialmente importante para o sistema imunológico. Alguns pesquisadores atribuem a maior incidência de muitos cânceres à menor ingestão de selênio. Por sorte, os pitus são ricos em selênio e zinco, os dois minerais fortificantes, e também em proteínas, muito importantes para a regeneração e cicatrização de tecidos que sofreram lesão. Além disso, são de fácil digestão. Esta é uma refeição muito simples e rápida.

Ingredientes
6 cebolinhas verdes
1 dente de alho
1 pimenta-malagueta
1 colher (sopa) de azeite de oliva
½ colher (chá) de pasta de curry vermelho tailandês
1 colher (chá) de gengibre fresco ralado
700 g de pitus frescos ou congelados
125 ml de leite de coco
½ colher (chá) de molho de ostras
1 colher (sopa) de coentro fresco picado

Preparo
Pique bem fino a cebolinha e o alho. Tire as sementes da pimenta-malagueta e corte-a bem miudinho. Aqueça o azeite em uma frigideira grande. Adicione a pasta de curry, a cebolinha, o alho, a pimenta e o gengibre e refogue por 1-2 minutos, mexendo às vezes. Acrescente os pitus e refogue por mais 4 minutos, mexendo o tempo todo. Adicione o leite de coco, o molho de ostras e o coentro e deixe cozinhar por mais 3-5 minutos. Sirva sobre uma cama de arroz ou de macarrão de trigo integral.

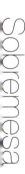

SEIS DELÍCIAS DE VERÃO

As frutas vermelhas e roxas são cheias de ativadores naturais da imunidade – bioflavonoides, proantocianidinas e vitamina C. E são esses fitoquímicos que lhes conferem as cores características: vermelho, roxo e azul. Felizmente, você não precisa aguardar a estação certa para comer esta deliciosa sobremesa. Essas frutas podem ser usadas congeladas ou em conserva (em seu sumo natural, não em xarope doce) o ano inteiro.

Ingredientes
100 g de groselhas pretas
100 g de framboesas
100 g de cerejas pretas
100 g de morangos
100 g de amoras
100 g de blueberries
2 colheres (chá) de mel
175 ml de água
4 anises-estrelados

Preparo
Lave as frutas e coloque-as em uma panela grossa com todos os outros ingredientes. Leve ao fogo, mexendo sem parar, até levantar fervura, então abaixe o fogo e cozinhe por mais 1-2 minutos. Deixe esfriar um pouco e retire o anis-estrelado. Sirva quente ou frio, como acompanhamento de um pudim de arroz caseiro (veja p. 153) ou um iogurte natural.

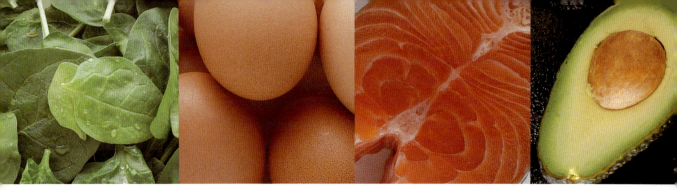

Receitas para amenizar inflamação

Os ácidos graxos essenciais ômega-3, encontrados em oleaginosas, sementes e peixes oleosos, possuem fortes componentes anti-inflamatórios. Diversas frutas, verduras e legumes da família das solanáceas – como o tomate, a batata, a berinjela e a abobrinha –, contudo, exercem efeito contrário, contribuindo para a dor e a inflamação associadas a problemas como a artrite reumatoide. Os radicais livres são um subproduto inevitável da inflamação e podem ser reduzidos pelo consumo abundante de alimentos ricos em antioxidantes, como frutas, verduras e legumes de coloração vermelha, amarela e laranja, oleaginosas, sementes e grãos integrais.

Café da manhã

PANTERA COR-DE-ROSA

Esta é uma bebida muito refrescante para despertar. O suco de limão-taiti é rico em vitamina C, que tem propriedades anti-histamínicas naturais, e ajuda a combater inflamações. Quando ocorrem inflamações é porque o corpo em geral está muito acídico. Como o cranberry é altamente alcalino, ajuda a restabelecer seu equilíbrio natural. A polpa vermelha e as sementes pretas da melancia contêm grandes concentrações de antioxidantes, o que ajuda a proteger as células dos efeitos danosos das inflamações.

Ingredientes
1 litro de suco de maçã e cranberry
6 cubos de gelo
½ melancia
2 bananas
Suco de 1 limão-taiti

Preparo Coloque todos os ingredientes (inclusive as sementes da melancia) no liquidificador e bata em velocidade alta até ficar cremoso. Despeje em copos e sirva em seguida.

Almoço

PATÊ DE CARAPAU

O carapau é uma das fontes mais ricas de ômega-3 – ácido graxo que se converte em substâncias semelhantes a hormônios capazes de contrabalançar a dor e a inflamação. Este patê pode ser consumido na hora do almoço, com torrada de centeio e salada, ou como um delicioso aperitivo com bolos de arroz, biscoitos de aveia e de centeio.

Ingredientes
2 filés frescos de carapau, cozidos e sem espinhas
1 colher (sopa) de pasta de raiz-forte
1 colher (sopa) de iogurte natural com probióticos
Suco de 1 limão-siciliano
Pimenta-do-reino a gosto

Preparo Retire a pele dos filés de carapau. Numa vasilha, com o auxílio de um garfo, desfie a carne do peixe. Acrescente a pasta de raiz-forte, o iogurte e o suco de limão-siciliano. Misture até adquirir consistência macia e cremosa. Se o patê ficar muito duro, adicione mais iogurte. Tempere com pimenta-do-reino.

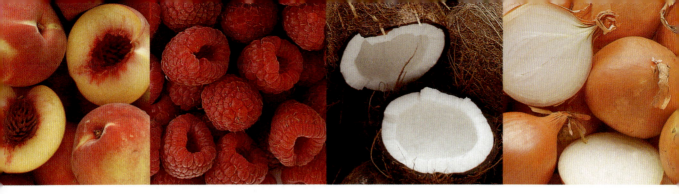

SOPA DE CENOURA E BATATA-DOCE

A cenoura contém betacaroteno, que o corpo converte em vitamina A, antioxidante ativador da imunidade. A cenoura auxilia o funcionamento do fígado e dos rins, tornando-os excelentes órgãos desintoxicadores. Esses legumes de cores vivas têm também propriedades antibacterianas que ajudam a proteger contra infecções. O coentro é um bom purificador do sangue e o gengibre é tido como anti-inflamatório. O suco da laranja é rico em vitamina C, um nutriente vital para a proteção celular.

Ingredientes
450 g de cenoura
450 g de batata-doce
3 talos de aipo (salsão)
1 cebola grande
2,5 cm de gengibre fresco
1 colher (sopa) de coentro fresco picado
600 ml de caldo de legumes
Suco de 1 laranja

Preparo Descasque e pique as cenouras e as batatas-doces. Pique o aipo e a cebola e rale o gengibre. Coloque todos os ingredientes numa panela grande e leve ao fogo. Assim que levantar fervura, abaixe o fogo e cozinhe por cerca de meia hora. Retire do fogo e deixe esfriar um pouco. Coloque tudo no liquidificador ou processador de alimentos e bata até obter uma sopa cremosa. Torne a pôr na panela e aqueça novamente. Coloque a sopa em vasilhas, polvilhe com um pouco de coentro e sirva em seguida.

MOLHO DE ÓLEO DE LINHAÇA PARA SALADA

O linho é um dos alimentos com mais propriedades anti-inflamatórias. É particularmente bom para vegetarianos e veganos por ser ótima fonte de ácidos graxos essenciais ômega-3. Guardar este molho na geladeira e usá-lo para temperar as saladas é a melhor maneira de manter seus níveis de ômega-3, caso você não tenha o hábito de comer peixes oleosos. O óleo de linhaça pode ser encontrado em lojas de alimentos saudáveis.

Ingredientes
1 dente de alho
5 colheres (sopa) de óleo de linhaça
2 colheres (sopa) de vinagre de vinho branco, vinagre balsâmico ou suco de limão-siciliano
1 colher (chá) de mel
1 colher (chá) de mostarda de Dijon em grãos
1 pitada de pimenta-do-reino

Preparo Descasque o alho e corte-o ao meio. Coloque todos os ingredientes em um recipiente com tampa de rosquear e agite bem até obter uma mistura homogênea. Use como tempero para saladas.

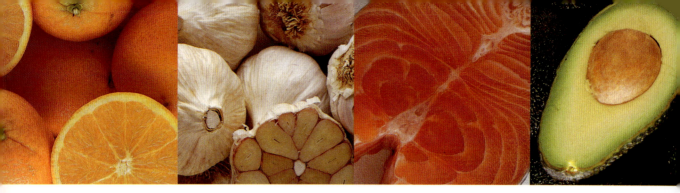

Jantar

LEGUMES NO VAPOR COM ARROZ DE AÇAFRÃO

Quando as células do corpo estão inflamadas, ele produz substâncias semelhantes a proteínas, as quininas. Comer legumes em abundância ajuda a reduzir a produção e a atividade da quinina, controlando a inflamação. Outro grupo de substâncias químicas liberado pelas células do corpo durante a inflamação é o dos leucotrienos. O açafrão-da-terra contém curcumina, que inibe naturalmente os efeitos inflamatórios dos leucotrienos.

Ingredientes
- 300 g de arroz basmati integral
- 600 ml de caldo de legumes ou de galinha
- 4 cenouras em cubinhos
- 2 alhos-porós picados fino
- 4 abobrinhas em cubinhos
- 2 colheres (sopa) de azeite de oliva
- 2 cebolas picadas fino
- 2 dentes de alho picados bem miudinho
- 12 mm de gengibre fresco ralado
- 3 colheres (chá) de açafrão-da-terra
- 200 g de castanhas de caju grosseiramente picadas
- 1 colher (sopa) de coentro fresco picado
- Pimenta-do-reino a gosto

Preparo Lave o arroz, coloque-o em uma panela e adicione o caldo. Leve ao fogo baixo, e depois que levantar fervura deixe cozinhar por 30-40 minutos ou até que fique macio. Escorra o arroz e mantenha-o quente na panela. Enquanto isso, cozinhe a cenoura, o alho-poró e a abobrinha no vapor por 15 minutos. Aqueça o azeite em uma frigideira grande e funda e refogue a cebola até que fique transparente. Acrescente o alho, o gengibre e o açafrão-da-terra, e refogue por mais 1-2 minutos. Então adicione, ao refogado da frigideira, o arroz, os legumes cozidos no vapor, as castanhas de caju e o coentro picado. Deixe aquecer e tempere com pimenta-do-reino. Para finalizar, coloque algumas folhas de coentro por cima.

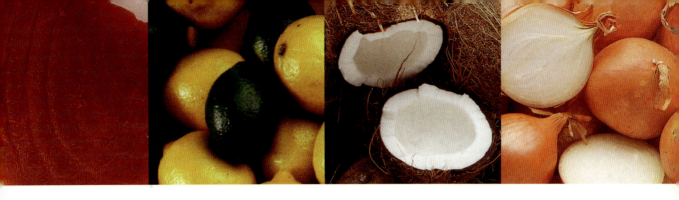

SALADA PICANTE DE FRUTAS TROPICAIS

Inflamação prolongada pode gerar danos aos tecidos, acúmulo de líquidos e, consequentemente, inchaço. O abacaxi contém a enzima bromelina, que ajuda a eliminar líquidos. O gengibre é um anti-histamínico natural, que bloqueia a produção dos hormônios que causam inflamação. Esta combinação é de grande ajuda para combater inflamações.

Ingredientes
- 175 ml de água
- 2,5 cm de gengibre fresco em fatias finas
- 4 anises-estrelados
- 1 abacaxi em cubinhos
- 2 mangas em cubinhos
- 2 papaias em cubinhos

Preparo Em uma panela, coloque a água, o gengibre e o anis-estrelado. Leve ao fogo baixo, e depois que ferver cozinhe por 3-4 minutos. Retire do fogo, deixe esfriar. Coloque o abacaxi, a manga e a papaia numa vasilha grande e despeje a infusão de gengibre (já fria) sobre as frutas. Sirva com iogurte natural com probióticos ou panquecas de trigo-sarraceno.

CHÁ DE GENGIBRE AROMATIZADO COM CIDREIRA

Esta infusão pode ser ingerida quente, como um chá picante no inverno, ou gelada, como uma bebida refrescante nos meses de verão. O gengibre tem propriedades anti-histamínicas, então, se você sofre de inflamação e dores crônicas, substitua as xícaras de chá ou de café diárias por esta bebida como parte de um plano alimentar anti-inflamatório.

Ingredientes
- 5 cm de gengibre fresco
- 1 litro de água
- 1 ramo grande de erva-cidreira fresca

Preparo Descasque o gengibre e corte-o em fatias bem finas. Leve ao fogo uma panela com a água. Assim que levantar fervura, desligue o fogo e acrescente o gengibre e a erva-cidreira. Tampe e deixe em infusão por 10 minutos. Beba ainda quente ou transfira para uma jarra grande e leve para gelar. A bebida pode ser mantida na geladeira por até dois dias.

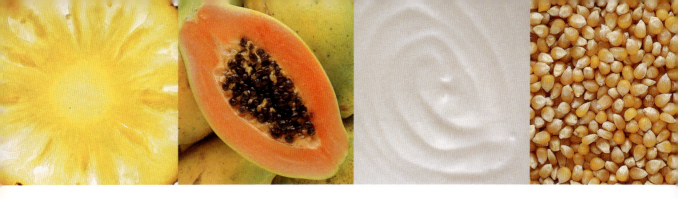

Receitas para o coração e a circulação

As frutas de coloração vermelho-escura contêm proantocianidinas – compostos que reforçam a estrutura dos vasos sanguíneos de todo o corpo. Os peixes oleosos são ricos em ácidos graxos essenciais ômega-3, que reduzem o acúmulo de placas de colesterol nas artérias e mantêm o funcionamento do coração saudável. Já os grãos integrais fornecem as fibras necessárias para remover o excesso de colesterol do trato digestório.

MÜSLI DE TRÊS SEMENTES

Esta receita rende uma verdadeira batelada de müsli para você e sua família se deliciarem. O farelo de aveia, rico em fibras solúveis, é conhecido por baixar as taxas de colesterol, e as sementes têm ácidos graxos essenciais ômega-6 em abundância, que evitam que o sangue fique muito espesso.

Ingredientes
- 900 g de aveia em flocos
- 250 g de sementes de girassol
- 50 g de sementes de gergelim
- 50 g de coco em flocos
- 450 g de farelo de aveia
- 200 g de sementes de abóbora
- 200 g de avelãs
- 250 g de tâmaras picadas

Preparo   Coloque todos os ingredientes em uma vasilha grande e misture bem. Armazene em um recipiente grande e hermético para usar quando necessário. Sirva no café da manhã com leite de arroz ou de soja ou de vaca, banana picada ou 1 colher (sopa) de iogurte natural.

SMOOTHIE DE BAUNILHA

Caso ache enjoativo comer müsli todas as manhãs para manter o colesterol baixo, temos aqui uma ótima alternativa. A banana é rica em potássio, um mineral muito importante para manter a pressão sanguínea saudável.

Ingredientes
- 4 bananas
- 1 litro de leite de soja ou de arroz
- 3 colheres (chá) de essência de baunilha
- 2 colheres (sopa) de farelo de aveia
- 6 cubos de gelo

Preparo   Bata todos os ingredientes no liquidificador até que fiquem com consistência macia e homogênea. Despeje em quatro copos e sirva em seguida.

Café da manhã

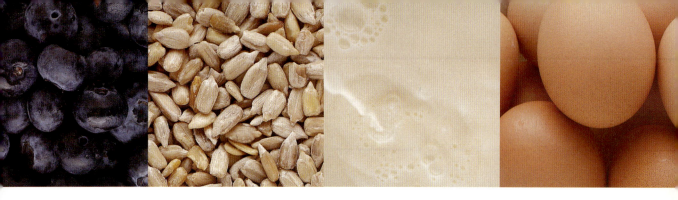

Almoço

MOLHO DE TAHINE PARA SALADA

O coração bombeia sangue em ritmo e pressão constantes, para que o oxigênio seja levado a todas as células do corpo, da cabeça aos pés. As contrações rítmicas do músculo cardíaco são reguladas por dois minerais – cálcio e magnésio. Ambos estão presentes nas sementes de gergelim, o que torna este molho um grande amigo do coração.

Ingredientes
5 colheres (sopa) de azeite de oliva
1 colher (sopa) de suco de limão-
 -siciliano
1 colher (sopa) de vinagre de vinho branco
2 colheres (sopa) de tahine light

Preparo Coloque todos os ingredientes em um recipiente com tampa de rosquear e agite bem até que fique com consistência homogênea. Use este molho para temperar as saladas. Pode ser mantido na geladeira por uma ou duas semanas.

SALADA DE TRÊS GRÃOS

Uma boa quantidade de fibras alimentares diárias é vital para a eliminação adequada do colesterol, e feijões e leguminosas representam uma das melhores fontes naturais das fibras solúveis. Esta salada está repleta delas. O sabor naturalmente doce do milho-verde e do pimentão e o sabor e o aroma do manjericão fazem dela um grande acompanhamento para qualquer prato de proteína.

Ingredientes
240 g feijão-fradinho cozido
240 g de grão-de-bico cozido
240 g de feijão-roxo cozido
260 g de milho-verde cozido
3 talos de aipo (salsão) em cubinhos
1 pimentão vermelho em cubinhos
1 colher (sopa) de folhas de manjericão
 rasgadas
2 colheres (sopa) de óleo de linhaça ou azeite
 de oliva
Suco de 1 limão-siciliano
Pimenta-do-reino a gosto

Preparo Escorra todo o líquido do feijão-fradinho, do grão-de-bico, do feijão-roxo e do milho-verde. Coloque em uma saladeira grande. Acrescente o aipo, o pimentão e o manjericão. Tempere com o óleo de linhaça ou azeite, o suco de limão e a pimenta-do-reino. Misture bem todos os ingredientes e sirva esta salada fria ou gelada.

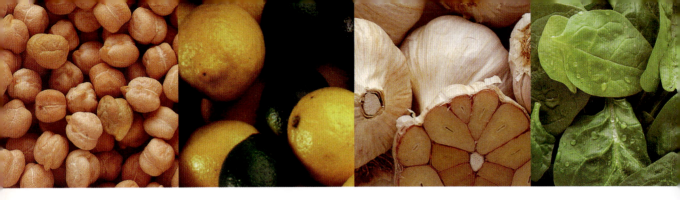

HOMUS DO CORAÇÃO SAUDÁVEL

O pimentão vermelho e o tomate são ricos em bioflavonoides, que protegem as paredes dos vasos sanguíneos e evitam que as gorduras do sangue se oxidem e engrossem. A pimenta-de--caiena é um tônico para a circulação, e se você gosta de comidas picantes, sinta-se à vontade para adicionar ½ colher (chá) aos ingredientes.

Ingredientes
- 2 pimentões vermelhos grandes
- 175 ml de tahine
- 2 colheres (sopa) de óleo de linhaça ou azeite de oliva
- 1 colher (sopa) de salsa fresca picada
- 1 dente de alho
- 6 tomates secos
- 240 g de grão-de-bico cozido
- 1 pitada de pimenta-de-caiena
- Suco de 1-2 limões-sicilianos

Preparo Preaqueça o forno em temperatura alta (200 °C). Coloque o pimentão vermelho numa assadeira e leve ao forno por 10 minutos ou até que fique assado. Assim que desligar o forno, retire o pimentão e coloque-o dentro de um saco de papel, feche bem e deixe esfriar – o vapor assim formado irá ajudar a soltar a pele. Retire a pele e as sementes do pimentão. Coloque todos os ingredientes no liquidificador, exceto o suco de limão-siciliano, e bata até que fique com consistência cremosa e homogênea. Acrescente o suco de 1 limão, experimente, e se achar necessário, adicione mais. Ponha o homus numa vasilha e polvilhe com um pouquinho de pimenta-de-caiena antes de servir.

SALMÃO COM RÚCULA E PINOLI

Este prato está cheio de gorduras essenciais – o salmão é rico em ácidos graxos ômega-3 e os pinoli, em ômega-6. Juntos, esses dois grupos de óleos protegem o sistema cardiovascular e também são fundamentais para o funcionamento do cérebro, do sistema nervoso e para cabelo, pele e unhas saudáveis.

Ingredientes
- 4 filés de salmão orgânico ou selvagem
- 4 chalotas picadas bem miudinho
- 1 dente de alho picado bem miudinho
- 1 colher (sopa) de endro (dill) fresco picado fino
- 1 colher (sopa) de azeite de oliva
- 15-20 folhas de rúcula por prato
- 100 g de pinoli grosseiramente picado

Preparo Leve a grelha ao fogo para aquecer. Lave os filés de salmão e acomode-os em uma vasilha larga. Por cima do peixe, distribua a chalota, o alho e o endro. Regue com o azeite e deixe marinar por 10-15 minutos. Coloque os filés na grelha e deixe por 6-10 minutos, vire e deixe grelhar por mais 5-10 minutos ou até que estejam no ponto. Distribua as folhas de rúcula por quatro pratos. Disponha o salmão próximo a ela e polvilhe com os pinoli. Este peixe fica delicioso servido com legumes frescos e um fio de molho de cranberry (veja p. 156).

Jantar

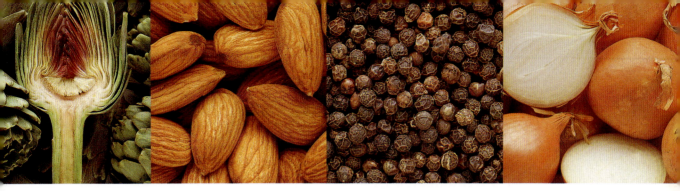

LEGUMES COM ALHO AO FORNO

O pimentão é rico em betacaroteno e outros antioxidantes que protegem as gorduras do sangue. O alho é muito conhecido por manter o coração saudável e baixar o colesterol (assar o alho inteiro, com a casca, deixa-o adocicado e macio). Quando estiver no ponto, aperte o alho para que a polpa saia da casca e espalhe-a sobre os legumes assados.

Ingredientes
- 3 cebolas roxas
- 3 pimentões amarelos
- 3 pimentões vermelhos
- 3 pimentões laranja
- 1 berinjela
- 2 abobrinhas
- 10 dentes de alho (com a casca)
- 1 colher (sopa) de tomilho fresco picado
- 1 colher (sopa) de alecrim fresco picado
- 1 colher (sopa) de orégano fresco picado
- 1 colher (sopa) de manjerona fresca picada
- Pimenta-do-reino a gosto
- 4 colheres (sopa) de azeite de oliva

Preparo Preaqueça o forno em temperatura média (180 °C). Corte as cebolas em quatro partes. Tire as sementes dos pimentões e corte-os em quatro. Corte a berinjela e as abobrinhas em pedaços grandes. Distribua todos os legumes e os dentes de alho (com a casca) pelo fundo de uma assadeira grande e rasa. Polvilhe com as ervas frescas e a pimenta-do-reino e regue com o azeite. Leve ao forno por 40-50 minutos ou até que os legumes estejam bem assados e crocantes, mas não queimados. Sirva com salada de folhas ou como acompanhamento para peixe ou frango.

BARRINHAS DE DAMASCO COM GERGELIM

Esta receita é realmente um doce, já que leva manteiga e açúcar na forma de mel. Embora o açúcar não costume frequentar nosso cardápio, estas barrinhas são um agrado ocasional. A aveia e o damasco fornecem boa quantidade de fibras, e o gengibre age como um tônico para a circulação.

Ingredientes
- 300 g de manteiga ou óleo vegetal não hidrogenado
- 200 g de mel orgânico
- 450 g de aveia em flocos
- 1 colher (sopa) de sementes de gergelim
- 1 colher (sopa) de damascos secos picados
- ½ colher (chá) de gengibre em pó

Preparo Preaqueça o forno em temperatura média (180 °C). Unte uma assadeira baixa. Derreta a manteiga ou aqueça o óleo em uma panela de boca larga em fogo baixo, adicione o mel e mexa até dissolver. Acrescente o restante dos ingredientes, misture bem e despeje na assadeira. Leve ao forno e asse por 25 minutos a meia hora ou até que doure. Corte formando barrinhas enquanto ainda estiver quente, mas deixe-as na assadeira até que esfriem.

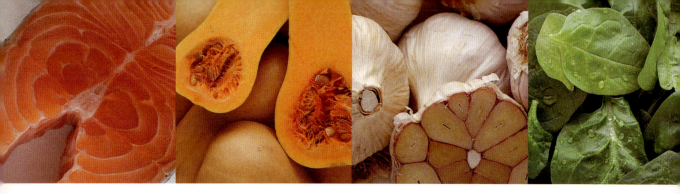

Receitas que ajudam a prevenir câncer

Atualmente, já se admite que os alimentos têm grande papel na prevenção e no desenvolvimento de alguns tipos de câncer. Os fitoestrogênios, presentes na soja, nas sementes e em outros vegetais, ajudam a regular a dominância estrogênica, um dos fatores que contribuem para os cânceres de origem hormonal. Os nutrientes antioxidantes, encontrados em todas as frutas, verduras e legumes de cor vermelha, amarela e laranja, frutos do mar, grãos integrais e sementes, são capazes de suprimir a produção excessiva de radicais livres, que estão associados ao desenvolvimento de muitas formas da doença. Não estamos dizendo que os alimentos consigam curar câncer, mas considera-se que o consumo de cinco a sete porções de frutas, verduras e legumes frescos por dia diminui sua incidência.

SUCO DE CENOURA, BETERRABA E MAÇÃ

Os sucos naturais geram grandes benefícios para a imunidade e, provavelmente, até para o combate ao câncer. Embora os extratores adequados de sucos sejam caros, eles realmente valem a pena. O preparo dos sucos é rápido e confere uma fonte concentrada e rapidamente absorvível de vitaminas, minerais, antioxidantes e fitonutrientes. Esta combinação em particular é uma de nossas favoritas, pois contém betacaroteno, pectina, vitamina C e bioflavonoides, portanto, ajuda a restabelecer a saúde e a vitalidade.

Ingredientes 6 cenouras grandes   3 beterrabas
4 maçãs   Cubos de gelo

Preparo   Lave as frutas e os legumes. Corte-os para que passem pelo bocal do extrator e faça o suco. Sirva com algumas pedras de gelo. Pode ficar na geladeira por até 24 horas.

MINGAU DE PAINÇO COM ÓLEO DE LINHAÇA

Manter a alcalinidade do corpo é da maior importância no combate ao câncer. O painço tem efeito alcalinizador sobre os tecidos do corpo e é fácil de digerir – pode ser usado da mesma forma que o farelo de aveia. Estudos mostram que os óleos ômega-3 da linhaça têm propriedades anticancerígenas, enquanto as sementes de abóbora são ricas em zinco, um mineral que reforça a imunidade.

Ingredientes 300 ml de água ou leite de arroz   1 colher (sopa) de sementes de abóbora
8 colheres (sopa) de flocos de painço   2 colheres (sopa) de óleo de linhaça
1 colher (chá) de mel

Preparo   Ferva a água ou o leite de arroz em uma panela. Acrescente o painço e mexa até começar a borbulhar, então abaixe o fogo e deixe cozinhar por mais 2-3 minutos. Adicione o mel, as sementes de abóbora e misture bem. Retire do fogo e deixe descansar por alguns minutos. Se a consistência estiver muito grossa, acrescente mais água ou leite de arroz. Misture o óleo de linhaça e coloque em tigelas. Sirva com banana picada, polvilhado com canela em pó.

Café da manhã

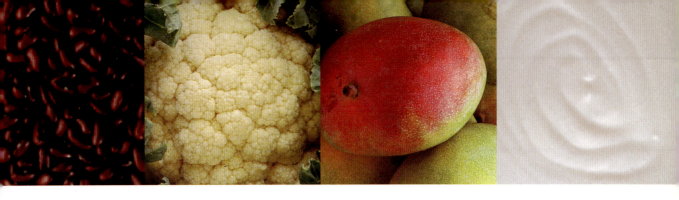

IOGURTE DE SOJA COM FRUTAS VERMELHAS

O iogurte de soja é rico em fitoestrogênios, que protegem de cânceres associados a hormônios. O óleo de linhaça é conhecido por inibir o desenvolvimento das células cancerosas. As frutas vermelhas, como blueberry, groselha vermelha, groselha preta e amora, são ricas em proantocianidinas, que estimulam a imunidade.

Ingredientes
- 1 colher (sopa) de iogurte de soja com probióticos
- 1 colher (chá) de óleo de linhaça
- 2 colheres (sopa) de frutas vermelhas variadas

Preparo Para fazer uma porção individual, coloque o iogurte em uma vasilha e misture com o óleo de linhaça. Finalize com as frutas e está pronto para servir. Calcule a proporção dos ingredientes de acordo com o número de pessoas.

MISSÔ

O missô é um alimento tradicional japonês feito com soja fermentada. O processo de fermentação potencializa os fitoestrogênios da soja, conhecidos por proteger de cânceres ligados ao estrogênio. É um prato simples de preparar, mas cheio de propriedades que ativam a imunidade.

Ingredientes
- 1 colher (sopa) de azeite de oliva
- 6 cebolinhas verdes picadas fino
- 2 dentes de alho picados bem miudinho
- 2,5 cm de gengibre fresco ralado
- 2 cenouras picadas bem miudinho
- 100 g de castanhas-d'água picadas miudinho
- 1 ¼ litro de caldo de legumes frescos
- 240 g de feijão-fradinho cozido
- 1-2 colheres (sopa) de pasta de missô (escura ou clara)

Preparo Em uma panela grande, aqueça o azeite. Acrescente a cebolinha verde, o alho, o gengibre, a cenoura e a castanha-d'água. Refogue delicadamente por 5-10 minutos ou até que a cenoura comece a ficar macia. Adicione o caldo de legumes, o feijão-fradinho (sem caldo) e a pasta de missô. Mexa até o missô ficar bem dissolvido e deixe ferver por 1-2 minutos. Abaixe o fogo e cozinhe por mais 5 minutos. Sirva polvilhado com um pouquinho de cebolinha verde picada.

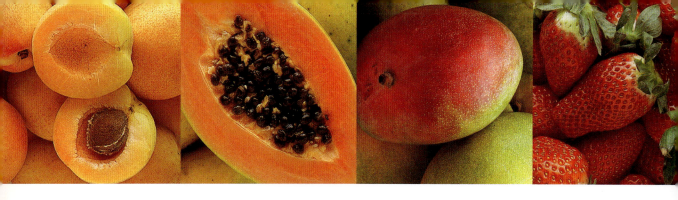

PATÊ DE FEIJÃO-RAJADO COM CASTANHAS-DO-PARÁ

O selênio é um mineral conhecido por sua ação protetora contra o câncer. Ele ajuda a neutralizar as substâncias nocivas, reduzindo sua atividade. É essa propriedade que o torna um defensor tão importante da imunidade, e as castanhas-do-pará são uma fantástica fonte desse mineral.

Ingredientes
200 g de castanhas-do-pará
1 colher (sopa) de azeite de oliva
1 cebola roxa grande em rodelas
2 dentes de alho picados
1 pimenta-malagueta (sem as sementes) picada
1 pitada de pimenta-de-caiena
2 colheres (chá) de uma mistura de ervas secas ou desidratadas
240 g de feijão-rajado cozido e sem o caldo
½ colher (chá) de páprica
1 colher (sopa) de purê de tomate
1 colher (sopa) de suco de limão-siciliano

Preparo
Triture as castanhas-do-pará até virarem pó – isso fica mais fácil no moedor de café de um processador de alimentos. Aqueça o azeite em uma frigideira antiaderente. Acrescente a cebola, o alho, a pimenta-malagueta, a pimenta-de-caiena e a mistura de ervas e refogue até que a cebola fique transparente e macia. Coloque todos os ingredientes no liquidificador ou processador e bata em velocidade alta até obter uma pasta. Se ela ficar muito seca, adicione um pouco de água. Sirva com torradas de centeio, biscoitos de aveia ou bolos de arroz. Caso queira servir como molho para palitinhos de legumes, vá acrescentando água aos poucos, até alcançar a consistência desejada.

SOPA DE AGRIÃO

O agrião é rico em vitamina C, um nutriente vital para a imunidade, além de conter indóis, que ajudam a produzir uma enzima antioxidante.

Ingredientes
1 colher (sopa) de azeite de oliva
1 cebola grande picada
2 alhos-porós médios picados
4 batatas grandes em cubinhos
2 maços de agrião
600 ml de caldo de galinha ou de legumes
Pimenta-do-reino a gosto
¼ de colher (chá) de noz-moscada

Preparo
Em uma panela larga, de fundo grosso, aqueça o azeite. Acrescente a cebola e o alho-poró e refogue até que fiquem macios. Então adicione a batata, o agrião grosseiramente picado, o caldo e tempere com pimenta-do-reino. Assim que ferver, abaixe o fogo e cozinhe por cerca de 45 minutos. Retire do fogo e deixe esfriar um pouco. Depois ponha no liquidificador ou processador e bata até obter uma sopa cremosa. Torne a pôr na panela e leve ao fogo até aquecer. Sirva em pratos fundos, polvilhada com um pouquinho de noz-moscada.

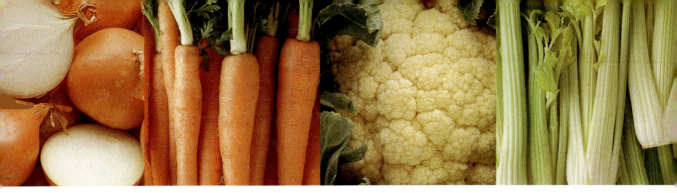

Jantar

COGUMELOS MÁGICOS

Esses cogumelos contêm inúmeras propriedades imunológicas e anticancerígenas. São ricos em betaglicanas, que reforçam a imunidade, e proteínas. Esta é uma excelente refeição para aqueles que desejam ingerir mais proteínas sem precisar consumir carnes ou peixes.

Ingredientes
- 400 g de batata em cubinhos
- 100 g de cogumelos shiitake, reishi ou maitake
- 300 g de champignons
- 2 colheres (sopa) de azeite de oliva
- 1 cebola grande picada miudinho
- 2 dentes de alho picados miudinho
- 1 colher (chá) de páprica
- 250 ml de caldo de legumes
- 200 ml de iogurte natural
- Pimenta-do-reino a gosto

Preparo Escalde as batatas em água fervente por 10 minutos e escorra bem. Lave os cogumelos e corte-os. Em uma frigideira de base grossa, aqueça o azeite. Adicione a cebola, o alho, os cogumelos e a páprica, mexendo ocasionalmente até dourar. Acrescente o caldo de legumes e a batata, abaixe o fogo e cozinhe por cerca de 10 minutos ou até que a batata esteja macia. Retire do fogo e misture o iogurte. Tempere com pimenta-do-reino e sirva com arroz integral.

TOFU E BRÓCOLIS REFOGADOS

Os brócolis são ricos em indóis, substâncias vegetais que ajudam o corpo a combater o câncer. O tofu possui fitoestrogênios, protetores contra muitos cânceres relacionados com hormônios. A salsa e o espinafre contêm alto teor de vitamina C e magnésio, necessários para a imunidade.

Ingredientes
- 250 g de tofu
- 1 brócolis de cabeça grande
- 150 g de espinafre
- 8 cebolinhas verdes
- 1 bulbo de acelga
- 400 g de cenoura
- 2 colheres (sopa) de óleo de gergelim
- 2 dentes de alho
- 250 ml de caldo de legumes
- 4 colheres (sopa) de salsa fresca picada

Preparo Corte o tofu em cubos médios. Cubra-os com a marinada (ver abaixo) e deixe por 2-3 horas – depois, descarte a marinada. Corte o brócolis, o espinafre, a cebolinha verde e a acelga em pedaços graúdos, e a cenoura, em rodelas. Aqueça o óleo de gergelim na wok ou em uma frigideira grande. Adicione a cebolinha verde, o alho e o tofu e refogue por 4-5 minutos. Junte o caldo e, assim que ferver, acrescente todos os legumes e a salsa. Tampe, abaixe o fogo e deixe cozinhar por 4-6 minutos. Sirva com arroz integral, macarrão de trigo-sarraceno ou de arroz.

Marinada Misture bem 1 dente de alho picado, 2 colheres (sopa) de molho de soja light, 1 colher (chá) de gengibre fresco ralado, 1 colher (chá) de mel e 5 colheres (sopa) de óleo de gergelim, até ficar homogêneo. Pode ser mantido por uma ou duas semanas na geladeira.

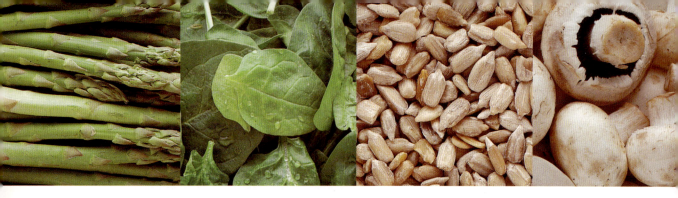

RISOTO DE SALMÃO COM MISSÔ

O salmão é rico em ácidos graxos essenciais ômega-3, que combatem o desenvolvimento de cânceres. O missô contém fitoestrogênios, que ajudam a proteger contra os cânceres de origem hormonal.

Ingredientes
- 1 colher (sopa) de azeite de oliva
- 1 cebola picada fino
- 1 dente de alho picado fino
- 300 g de arroz para risoto
- 750 ml de caldo de galinha ou de legumes
- 2 colheres (chá) de missô fresco
- 3 filés de salmão em tiras grandes
- 250 g de ervilhas-tortas (sem as extremidades e os fios)
- Suco de 1 limão-siciliano
- Pimenta-do-reino a gosto

Preparo Em uma frigideira larga, de fundo grosso, aqueça o azeite e refogue a cebola e o alho. Acrescente o arroz e refogue por 2-5 minutos. Adicione 1 concha do caldo e o missô, misturando constantemente até que todo o caldo tenha sido absorvido. Repita esse procedimento, concha a concha, até que o caldo tenha acabado ou o arroz esteja cozido, mas ainda al dente – o que leva cerca de 20 minutos. Depois que tiver posto metade do caldo (ou após 10 minutos), acrescente as tiras de salmão e a ervilha-torta e prossiga até o fim do procedimento. Então adicione o suco de limão e tempere com pimenta-do-reino. Misture bem e sirva em seguida.

Sobremesa

COMPOTA DE MAÇÃ E PERA COM AMÊNDOAS

Maçãs e peras são ricas em pectina, uma fibra solúvel que ajuda a proteger as células saudáveis durante ou após a radioterapia. As amêndoas contêm laetrila, uma substância que ajuda a matar as células cancerosas.

Ingredientes
- 2 maçãs grandes
- 4 peras grandes
- 250 ml de água
- Suco de ½ limão-siciliano
- ½ colher (chá) de canela
- 1-2 colheres (chá) de mel
- 50 g de amêndoas em lascas

Preparo Corte as maçãs e as peras (sem a casca e sem as sementes) em pedaços graúdos. Coloque as frutas em uma panela de fundo grosso, acrescente a água, o suco de limão e a canela. Leve ao fogo baixo e, depois que ferver, cozinhe por cerca de 10 minutos ou até que as frutas estejam macias. Adoce com mel a gosto e sirva com as lascas de amêndoa. Esta compota também é um delicioso acompanhamento para o pudim de arroz caseiro (veja p. 153).

glossário

Absorção Processo pelo qual os nutrientes passam do trato digestório para a corrente sanguínea e para as células do corpo.

Ácido clorídrico Ácido secretado no estômago para quebrar as proteínas.

Ácidos graxos essenciais Substâncias que o corpo não produz e que devem ser obtidas pela alimentação.

Alérgeno Substância (ingerida ou obtida via aérea) que gera reação alérgica.

Aminoácido Produto da quebra de proteínas. São oito os aminoácidos essenciais que o corpo necessita para se regenerar, e devem ser obtidos pela alimentação, uma vez que ele não é capaz de produzi-los. Veja Proteína.

Análise de cabelo Exame não invasivo em que uma pequena quantidade de cabelo é removida da base da nuca para a análise de minerais e substâncias tóxicas.

Anemia Doença que ocorre quando há muito poucos glóbulos vermelhos no corpo ou os níveis de hemoglobina estão baixos (geralmente como resultado de deficiência de ferro).

Anemia (perniciosa) Anemia provocada pela deficiência de vitamina B_{12}.

Angina Dor no peito e dificuldade para respirar crônicas, provocadas pelo estreitamento das artérias que conduzem ao coração.

Antiácido Medicamento que dispensa prescrição médica, usado para diminuir a acidez do estômago.

Antibiótico Medicamento contra infecções bacterianas.

Anticorpo Elemento do sistema imunológico que ataca os agentes patogênicos invasores.

Antígeno Agente invasor que provoca a reação dos anticorpos.

Anti-histamínico Substância medicinal ou natural que previne/suprime a liberação de histamina.

Antioxidante Nutriente que desacelera o processo oxidativo causado pela ação dos radicais livres.

Arritmia cardíaca Batimento cardíaco irregular.

Artérias Vasos sanguíneos que levam oxigênio do coração para o resto do corpo.

Arteriosclerose Formação de placa na parede interna das artérias, causada pelo acúmulo de colesterol e outros lipídeos e fragmentos.

Aterosclerose Espessamento das paredes das artérias que dificulta a passagem do sangue.

Bactéria Organismo microscópico. Algumas são benéficas, outras, nocivas.

Benigno Que não apresenta células cancerosas.

Betacaroteno Precursor da vitamina A. Um forte antioxidante.

Bile Secreção do fígado que ajuda a quebrar as gorduras no trato digestório.

Bioflavonoides Compostos presentes junto à casca de frutas que auxiliam a absorção da vitamina C.

Carboidratos complexos Contêm fibras insolúveis em sua estrutura que desaceleram a digestão.

Carboidratos simples Alimentos processados que produzem açúcares simples que são rapidamente quebrados em glicose.

Carcinógeno Qualquer agente causador de câncer.

Célula T Célula imunológica responsável por atacar os patógenos invasores.

Coenzima Molécula da qual a enzima precisa para realizar suas funções no corpo. É necessária para a utilização de nutrientes.

Colesterol Gordura natural produzida pelo corpo para transportar ácidos graxos, que está envolvida na produção hormonal.

Crucífera Família de vegetais conhecida como possuidora de propriedades anticancerígenas, da qual fazem parte o brócolis, o repolho e a couve-flor.

Desintoxicação Processo de eliminação de substâncias tóxicas do corpo.

Diurético Qualquer substância que faça aumentar a produção de urina. Um processo de eliminação e desintoxicação.

DNA Ácido desoxirribonucleico – o código genético encontrado no núcleo de cada célula do corpo, que determina características e funções específicas no corpo.

Doença autoimune Ocorre quando o corpo reage contra seus próprios tecidos – exemplos: artrite reumatoide, esclerose múltipla, lúpus sistêmico e diabetes.

Endócrino Diz-se de um sistema de glândulas do corpo que libera hormônios para controlar funções específicas – exemplo: ovários, testículos.

Endorfina Substância natural produzida no cérebro com propriedades analgésicas.

Enzimas Moléculas que quebram proteínas, envolvidas em todas as reações do corpo.

Fagocitose Ingestão e destruição das células invasoras por células imunológicas.

Fator intrínseco Composto produzido no estômago necessário para a absorção de vitamina B_{12}.

Flora intestinal Bactérias benéficas presentes no trato intestinal.

Fungo Organismo unicelular que pode causar infecção em qualquer canal do corpo aberto para o exterior, como boca, vagina e orelhas, e que se alimenta do hospedeiro, por exemplo: *Candida albicans* no trato digestório.

Gases Ar e outros produtos resultantes de desequilíbrio bacteriano ou parasitico no trato digestório.

Gastrite Inflamação da mucosa do estômago.

Gastroenterite Inflamação do estômago e dos intestinos.

Gastrointestinal Diz-se do conjunto de todas as partes do trato digestório.

Genético Diz-se de características individuais herdadas.

Glândula Órgão que produz substâncias que são usadas em outras partes do organismo.

Glândulas (ou nódulos) linfáticas Regiões em que a linfa coleta produtos residuais, virais e bacterianos para serem filtrados e destruídos pelo sistema imunológico.

Gorduras poli-insaturadas Gorduras derivadas de verduras, legumes e sementes, como os óleos de linhaça e de girassol. Aquecer esses óleos destrói suas propriedades e torna-os prejudiciais à saúde.

Gorduras saturadas As gorduras de origem animal. Se aquecidas, podem ser prejudiciais, e, em excesso, levam à arteriosclerose e à obesidade.

Hemoglobina Parte do glóbulo vermelho que transporta oxigênio. Necessita de ferro.

Hepatite Inflamação do fígado.

Hiperalergênico Muito suscetível a reações alérgicas.

Hipertensão Pressão sanguínea alta.

Hipoalergênico Que não tem ou tem pouca reação alérgica.

Hipotensão Pressão sanguínea baixa.

Histamina Substância química liberada pelos tecidos do corpo que gera reação nos tecidos dos músculos lisos, por exemplo: constrição das vias aéreas durante a febre do feno ou vergões na pele.

Hormônio Substância essencial produzida pelas glândulas endócrinas que regulam as funções do corpo.

Imunodeficiência Baixa função imunológica.

Imunoterapia Conjunto de técnicas usadas para estimular o sistema imunológico.

Infecção Doença causada por bactéria, vírus ou fungo invasor.

Insônia Dificuldade para dormir.

Insulina Hormônio produzido pelo pâncreas para regular o metabolismo da glicose.

Interferon Proteína produzida pelo sistema imunológico para combater vírus e proteger as células não infectadas.

Intoxicação Reação do corpo a uma sobrecarga de toxinas e sua incapacidade de eliminá-las.

Leucemia Câncer que gera superprodução de glóbulos brancos anômalos.

Linfa Fluido claro que circula pelos vasos linfáticos paralelamente ao sistema arterial. Importante na coleta de fragmentos e substâncias indesejadas a serem eliminadas do corpo, além do transporte de nutrientes para os tecidos.

Linfócito Tipo de glóbulo branco que compõe parte do sistema imunológico.

Lipídeo Gordura ou substância gordurosa.

Lipoproteína Proteína ligada a um lipídeo. Auxilia o transporte de gorduras pelos sistemas arterial e linfático.

Má absorção Falta de absorção de nutrientes do trato intestinal pela corrente sanguínea.

Macrobiótica Abordagem alimentar que exclui todos os produtos de origem animal e é altamente alcalina em sua composição vegetal.

Maligno Que contém células cancerosas.

Melanoma Tumor maligno originado por células pigmentadas da pele.

Membrana mucosa Revestimento de qualquer via que tem contato externo ao corpo, por exemplo: ouvidos, nariz, boca, ânus e vagina.

Menopausa Redução da produção de hormônios que regulam a menstruação e, consequentemente, a cessão dos ciclos menstruais.

Metabolismo Produção de energia realizada nas células como resultado da quebra de nutrientes em glicose.

Naturopatia Prática curadora que usa ervas, tônicos e adaptação corporal para restabelecer o equilíbrio do corpo para que este se cure.

Neurotransmissor Substância química que transmite impulsos nervosos de uma célula cerebral para outra.

Nutrientes Substâncias fundamentais para a sobrevivência dos seres.

Oncogenes Genes que promovem a criação de células cancerosas.

Osteoporose Enfraquecimento dos ossos pela deterioração dos tecidos ósseos.

Oxidação Reação química resultante da exposição ao oxigênio. Pode ser nociva.

Parasita Organismo que vive à custa de outro organismo ou hospedeiro.

Patógeno/agente patogênico Qualquer microrganismo que causa doenças, por exemplo: parasita.

Peróxidos Radicais livres que resultam da reação entre gorduras e oxigênio.

Prostaglandina Substância semelhante a um hormônio, capaz de promover ou prevenir inflamação.

Proteína Composto complexo que contém nitrogênio, essencial para os seres vivos. Necessária para o desenvolvimento e a regeneração. É formada por sequências de aminoácidos.

Quercetina Composto anti-inflamatório.

Quimioterapia Tratamento para o câncer que usa substâncias químicas para matar as células cancerosas.

Radical livre Átomo solitário, desemparelhado, que provoca desequilíbrio nas reações do corpo. Os radicais livres são produzidos naturalmente como produtos residuais no corpo, como parte de um produto final do metabolismo, e também estão contidos em óleos que foram superaquecidos, alimentos fritos etc. São muito prejudiciais.

Sapinho/afta Infecção fúngica causada pela proliferação de *Candida albicans*.

Serotonina Neurotransmissor presente nas células nervosas, necessário para o relaxamento, o sono e a concentração.

Síndrome Conjunto de sintomas que caracteriza uma doença.

Sistema imunológico Sistema pelo qual o corpo se defende contra os agentes patogênicos invasores.

Soro A parte clara do sangue que transporta os glóbulos brancos e os vermelhos.

Vilosidades Diminutas saliências situadas ao longo do trato digestório, responsáveis pela absorção de nutrientes.

Vírus Minúscula molécula que infecta as células do hospedeiro. Pode causar doenças graves. Não sofre ação de antibióticos.

Vitaminas Nutrientes essenciais que o corpo não é capaz de produzir e que devem ser obtidos pela alimentação.

índice remissivo

abacate 13, 48, 49, 50, 52, 61, 68, 79, 91, 95, 104, 115, 118, 119, 133, 135, 154
abacaxi 5, 51, 61, 104, 112, 119, 146, 161
abóbora 16, 48, 61, 95, 101, 104, 119, 145
abobrinha 52, 61, 65, 77, 95, 119, 162, 167
acelga 91, 143, 171
açúcar 8, 11, 33, 35, 36, 37, 44, 47, 51, 60, 62-5, 69, 76, 87, 89, 90, 93, 100, 103, 124, 130, 134, 141
adrenalina 59
afta 48
agrião 20, 49, 51, 52, 61, 76, 77, 95, 100, 104, 122, 135, 143, 156, 170
água 50, 77, 90, 104, 147
aipo/salsão 17, 52, 53, 104, 118, 150
aipo-rábano 17, 104
alcachofra 18, 61, 132
alcaçuz 20, 75
álcool 9, 10, 33, 35, 44, 59, 63, 65, 67, 76, 86, 87, 89, 90, 93. 95, 98, 100, 101, 103-4, 124, 129, 131, 134, 138, 139
alergias 8-11, 27, 30-33, 81, 86, 91, 98, 111, 114, 115, 119
alface 18, 77
alfafa 24, 43, 53, 118, 170
algas marinhas 43, 51, 61, 91, 141
alho 20, 51, 52, 92, 95, 102, 104, 122, 133, 144, 146, 152, 155-159, 161-162, 166, 168, 170-172
alho-poró 18, 153, 160
alimentos processados 10, 11, 13, 36, 62, 107, 113, 129, 130
aloe vera/babosa, suco 93, 141
ameixa 69, 74, 119, 133, 135
ameixa seca 13, 36, 49, 61, 69, 104, 149
amêndoa 23, 50, 51, 51, 60, 67, 69, 76, 79, 133, 142, 144, 172
amendoim 33, 48, 50, 52, 60, 68
amora 14, 61, 135, 159
anchovas 50, 51, 52, 118
anemia 42, 49, 50, 51, 86
angina do peito 127
ansiedade 9, 47, 48, 51, 60, 73, 78
arenque 52, 61, 95, 118, 119
arenque novo 50, 51
arritmia 134
arroz 65, 88, 90, 91, 118, 146
   bolos 64
   branco 64, 95
   farelo de 102
   integral 21, 40, 41, 48, 49, 50, 51, 52, 60, 61, 64, 67, 69, 80, 101, 103, 112, 135, 153, 162
   leite de 148, 153
   macarrão de 61
   risoto 172
   selvagem 22, 61, 135
   vermelho macrobiótico 61
arteriosclerose 123, 126-7, 128, 135
artrite 8, 48, 53, 87, 113, 114, 116, 118
artrite reumatoide 113, 114, 115
asma 10, 31, 53, 99, 108, 117
aspargos 17, 48, 50, 51, 52, 61, 104, 107, 132
aterosclerose 50, 122, 123, 125, 127, 128, 130, 135
atum 25, 28, 49, 50, 52, 61, 66, 69, 86, 95, 115, 119, 131, 135, 158
AVC 121, 122, 127, 128
aveia 21, 52, 53, 60, 61, 69, 91, 149
avelã 50, 51, 52
aves 13, 42, 45, 64, 79, 95, 112
azeitona 17
azia 85, 93, 94, 132

bacalhau 52, 76, 80
bacon 65, 142
banana 14, 49, 52, 61, 66, 67, 78, 79, 91, 164
batata 17, 46, 50, 52, 60, 61, 64, 65, 68, 71, 76, 91, 104, 107, 114, 119, 122, 133, 148, 149, 153, 171
batata-doce 17, 48, 50, 52, 61, 104, 112, 145, 148, 161
berinjela 17, 65, 114, 119, 155, 167
beterraba 17, 50, 61, 104, 119, 132, 153, 168
biscoito de aveia 51
blueberry/mirtilo 14, 104, 159
brócolis 18, 34, 49, 50, 51, 52, 61, 66, 69, 80, 86, 101, 104, 119, 125, 135, 137, 143, 145, 171
bronquite 117
brotos de feijão 43, 48, 52, 170
bursite 117-18

café 8, 59, 62, 63, 65, 67, 75, 76, 90, 95, 102, 103, 104, 129
cafeína 8, 9, 11, 44, 59, 62, 65, 90, 91, 93, 104
cálculo biliar 126
câncer 35, 36, 39, 44, 52, 53, 89, 99, 123, 137-45
Candida albicans 31-2, 86, 90-91, 105
cânhamo 40
caranguejo 49, 52, 93
carapau 25, 28, 52, 61, 66, 69, 76, 80, 95, 115, 118, 119, 133, 134, 135, 160
carne 37, 39, 40, 45, 112, 118, 122, 132, 145, 150
   cozida 142
   miúdos 68, 79-80, 112
   crua 92
   vermelha 10, 39, 42, 48, 49, 52, 60, 61, 65, 107, 126, 128, 130
carne de caça 25, 61
carne de veado 51, 61
carragena 141
castanhas de caju 23, 27, 40, 50, 51, 52, 133
castanhas-do-pará 27, 51, 52, 60, 61, 170
caviar 68
cebola 18, 52, 102, 112, 119, 122, 133, 144
cenoura 18, 34, 48, 61, 64, 95, 101, 104, 125, 135, 145, 159, 162, 168, 171
centeio 21, 30, 60, 67, 91, 133, 134, 135
cereais 27, 40, 62, 63, 85, 102, 103, 145
cereja 14, 61, 69, 104, 130, 152, 157
cevada 22, 30, 60, 61, 86, 90, 91, 135
chá 8, 59, 62, 65, 67, 76, 90, 102, 103, 129, 163
   chá-verde 62, 104
   de ervas 65
   hortelã 90
chocolate 62, 64, 65, 79, 119
choque anafilático 33
circulação, problemas de 130
cistite 11, 48, 113
clorela 43, 46, 135
coagulação sanguínea 50, 111, 123, 130, 131
coco 23, 104
   leite de 146, 154
cogumelos/champignons 18, 48, 51, 52, 53, 60, 61, 171
   orientais 144
cola 65, 95
colesterol 126, 128, 129, 130, 132, 134
colite ulcerativa 95
concentração 11, 28, 31, 46, 57, 65, 67, 68, 78, 91
condimentos 112, 128
constipação 9, 11, 31, 42, 48, 50, 51, 52, 86, 88, 90, 94, 132
controle do peso 26-9
controle glicêmico 28, 29, 51, 57, 65, 66, 67, 142
couve 49, 50, 51, 66, 68, 95, 104, 119, 134, 145
couve-de-bruxelas 18, 48, 49, 52, 61, 66, 104, 135, 143
couve-flor 17, 48, 49, 50, 52, 61, 66, 68, 69, 86, 104, 143
cranberry 104, 112, 113, 156, 160
cravo-da-índia 102

damasco 14, 48, 61, 64, 69, 69, 90, 104, 144, 145, 167
depressão 9, 10, 27, 30, 33, 42, 47-50, 60, 73, 78-81, 91, 141
dermatite 46, 108
diabetes 10, 62, 76, 113, 124, 134
diarreia 11, 31, 50, 91-2, 94, 101
digestão 39, 45, 57, 62, 65, 72, 85-95, 132
distensão abdominal 9, 42, 86, 89, 90, 91, 94, 114
distúrbios alimentares 11
doces 64
doença cardiovascular 35, 39, 44, 62, 121-35
doença celíaca 30, 81, 91
doença de Crohn 94-5, 108
doença de Grave 113
dor de cabeça 9, 10, 31, 32, 33, 42, 48, 67, 77, 86, 87, 88, 98, 100, 105, 114
dor nas articulações 8, 30, 33, 51, 52, 115
dor no peito 10
dulse 141

eczema 10, 31, 46, 53
embolia 130
emoções 57-81
energia 8, 13, 27, 28, 51, 52, 57, 57-62, 64, 71, 75, 78
enjoo 86, 88
enxaqueca 9, 31, 32, 105

erva-doce/funcho 18, 53, 104, 150
ervilha 18, 48-52, 61, 66, 69, 95
ervilha-torta 49,50,114, 172
esclerose múltipla 116-17
espinafre 19, 34, 43, 48-52, 60, 61, 65, 69, 77, 91, 95,
    104, 115, 135, 135, 145, 148, 171
espirulina 19, 43, 46, 79, 112, 135
espondilite anquilosante 116
estimulantes 35, 59, 60, 129
estresse 27, 48, 51, 59, 62, 65, 67, 71-7, 85, 86, 89, 90, 98,
    101, 105, 113, 125, 129
extrato de levedura 43, 48, 49

fadiga 8, 42, 48, 50, 60, 64, 73, 87, 88, 91, 94, 116
farinha de aveia 68
    mingau 149
febre 92, 109-10
febre do feno 31, 97, 98, 99, 118-19
feijão borlotti 129
feijão-branco 61
feijão-de-lima 50, 61, 64, 79
feijão-fradinho 52, 129, 135, 165, 169
feijão-manteiga 155
feijão-mungo 23
feijão-preto 61
feijão-rajado 170
feijão-roxo 22, 50, 52, 61, 64, 86, 129, 135, 165
fibromialgia 116
fígado (alimento) 48-52, 62, 101, 102, 112, 115, 118,
    133, 135
fígado 58, 59, 62, 72, 76, 77, 79-80, 94, 112, 118, 119,
    132, 140, 142, 144
figo 14, 51, 5261, 66, 69, 104
flatulência 90, 148
framboesa 14, 49, 61, 104, 130, 159
frango 13, 25, 48, 49, 52, 61, 64, 66, 68, 86, 91, 94,
    112, 115, 119, 128
frutas 11, 13, 27, 28, 35, 36, 37, 42, 45, 49, 50, 61, 63-
    4, 85, 88, 90, 91, 92, 95, 101, 107, 112, 115, 118,
    119, 129, 130, 132, 133, 135, 142, 143, 148
    secas 43, 61, 64, 102, 134
    sucos de 63, 75, 77, 88, 95, 149
frutas cítricas 30, 53, 69, 76, 81, 95, 114, 119, 122, 130
frutas vermelhas 45, 53, 61, 69, 76, 97, 112, 119, 130,
    133, 169
frutos do mar 51, 67, 74, 95, 133, 134

gases 9, 86, 89, 91
gengibre 20, 34, 77, 85, 102, 112, 115, 163, 170
gérmen de trigo 48, 50, 51, 52, 76, 80, 94, 102, 133
ginseng 75
goiaba 49
gorduras 36-7, 86, 87, 111, 113, 118, 119, 123, 124,
    128-32, 135, 140, 141, 142
gota 118
grama de cevada 112
grão-de-bico 23, 52, 61, 64, 152, 165
grãos de leguminosas 50, 64, 87, 88, 90, 102, 112,
    130, 135
grãos integrais 40, 45, 48, 51, 58, 60, 61, 64, 67, 69, 76, 79,
    85, 93, 94, 95, 102, 103, 107, 115, 133, 134,
    135, 140, 141, 146
    biscoito de 66
    produtos de 140
grapefruit 14, 49, 104, 130, 135
gravidez 59
gripe 11, 53, 73, 80, 98, 99, 117
groselha 69, 130
groselha espinhosa 49
groselha preta 49, 104, 112, 119, 130, 159

hadoque 86, 135
Helicobacter pylori 86, 94, 98
hemorroidas 93
hérnia de hiato 93
Herpes simplex 99
hiperatividade 11, 32, 67, 69, 91, 105
hipercolesterolemia 124
hipertensão ver pressão alta
HIV 99
homus 52, 166
hortelã 149, 151

indigestão 9, 31, 48, 65, 85, 86, 89, 93, 132, 148
infarto 121, 122, 123, 124, 127-8, 131
infecções 11, 45, 46, 48, 49, 52, 53, 86, 91, 105, 122
infecções fúngicas 8, 11
infertilidade 10
inflamação 8, 28, 46, 95, 100, 107-19, 114, 115
inhame 20, 61, 95
insônia 47, 48, 50, 51, 65, 66, 67, 73, 81, 91
intolerâncias 27, 30-33, 86, 94, 113, 115
intoxicação alimentar 92
iogurte 25, 36, 41, 47, 50, 61, 63, 64, 67, 92, 94, 105
    de cabra 118
    de soja 41, 148
isquemia 127

kelp 50, 51, 112, 119, 144
kiwi 15, 49, 52, 74, 76, 95, 101, 112, 119, 122, 130,
    133, 154

lagosta 49, 52, 93
laranja 15, 49, 60, 69, 76, 104, 133, 135, 145, 168
    suco de 62, 69, 109
laticínios 10, 11, 13, 30, 39, 40, 43, 44, 47, 61, 65,
    67, 76, 79, 81, 102, 107, 111, 114, 119, 129,
    132, 141
legumes enlatados 63
leguminosas 40, 41, 45, 48, 49, 52, 53, 64, 87, 88, 90,
    102, 112, 135
    ervilha-torta 49, 50, 134
    feijão borlotti 129
    feijão-branco 61
    feijão-de-lima 50, 61, 64, 79
    feijão-fradinho 52, 129, 135, 163, 167
    feijão-manteiga 153
    feijão-mungo 23
    feijão-preto 61
    feijão-rajado 169
    feijão-roxo 22, 50, 52, 61, 64, 86, 129, 135, 163
    soja 23, 40, 48, 49, 61, 68, 76, 80, 101, 134, 141,
        143-4, 145
leite 47, 48, 50, 61
    de arroz 148, 153, 154
    de cabra 118
    de coco 148, 154
    de soja 53, 148, 153, 154
    de vaca 148
lentilha 23, 40, 41, 43, 51, 52, 60, 61, 64, 68, 91, 103,
    107, 112, 115, 134, 135
levedo de cerveja 68, 79, 101, 115
lichia 49
limão-taiti 15, 49, 104
limão-siciliano 15, 34, 49, 77, 104, 140
linguado 52
lula 52
lúpus 117

maçã 15, 61, 64, 69, 81, 94, 104, 135, 149, 153, 160,
    168, 172
macadâmias 51
macarrão de ovos 61
mamão/papaia 15, 48, 49, 61, 104, 145, 148, 163
manga 48, 61, 104, 145, 163
manteiga 48, 50
massa 27, 33, 42, 61, 64, 95
mel 39, 63, 64, 153
melaço 21, 43, 48, 51, 63, 149
melancia 101, 160
melão 15
    cantalupo 104, 105
meningite 110
mexerica 104
milho 22, 40, 60, 61, 64, 81, 91, 114
milho-verde 95, 135
missô 43, 143, 145, 169, 172
molho de soja 112, 143
molho de soja light 43, 49, 53, 170
moluscos 27, 33, 102, 119, 133
morango 15, 61, 95, 101, 104, 107, 119, 130, 135, 159
müsli 164

nabo 19, 61, 95, 104
nectarina 104

175

nefrite 117
nervosismo 9, 47, 60
nozes 24, 49, 50, 51, 61, 68, 157
nozes-pecãs 50, 51
obesidade 11, 62, 122-3, 128, 129, 130
oleaginosas 28, 33, 37, 40, 41, 45, 48, 49, 51, 53, 60,
    64, 67, 85, 91, 93, 102, 112, 115, 117, 119, 126,
    129, 134, 135, 140, 141
    pastas de 61, 66, 67
óleos 133
    de linhaça 161, 168
osteoartrite 114, 115
osteoporose 53, 58, 75, 113, 125
ostra 25, 49, 93, 112, 115
ovos 24, 30, 39, 40, 41, 43, 48-52, 60, 61, 64, 68, 79,
    80, 93, 94, 95, 101, 102, 112, 118, 119, 133, 135

painço 22, 52, 60, 61, 64, 67, 118, 134, 168
palmito 19, 104
pâncreas de vitela 118
pão 33, 40, 51, 61, 64, 65, 102, 103, 114, 150
pãozinho 64
pargo 151
pasta de amendoim 40
pastinaca 19, 52, 91, 95
peixe-espada 49, 52, 80
peixes 13, 34, 37, 39, 40, 42, 49, 52, 60, 61, 64, 65, 67, 68,
    79, 89, 91, 94, 95, 101, 102, 112, 117, 122, 129,
    133, 134, 135, 141, 142, 145
    oleosos 28, 35, 46, 50, 69, 95, 115, 123, 126, 128-9,
      131, 133, 135
    ovas 118
pepino 19, 61
pera 16, 61, 153, 172
perda de memória 11, 46, 68, 105
peru 48, 52, 61, 66, 68, 78, 93, 100, 156
pêssego 16, 61, 69, 101, 104, 119, 133, 135, 145
pfaffia 75
physalis 119
pimenta em grão 21, 95
pimenta 114
pimentas/pimentões 19, 49, 61, 76, 112, 114, 119, 133,
    145
    pimenta-do-reino 148
    pimentão amarelo 48, 145, 167
    pimentão laranja 167
    pimentão verde 77, 145
    pimentão vermelho 48, 145, 164, 165
pinoli 23, 51, 52, 135, 148, 164
pipoca 64
pistache 52
pitu 51, 52, 157
pressão alta 10, 48, 50, 51, 132, 124, 125, 128, 129
presunto 65, 142
problemas de pele 10, 31, 31, 42, 46, 48, 49, 50, 52,
    73, 80, 81, 87, 94
problemas nos nervos 105
psoríase 108

queijo 42, 47, 48, 50, 61, 115, 119
    cottage 41, 50, 61, 78, 79, 86
    de cabra 148
    amarelo 65, 101, 141
    de soja 41
quiabo 18, 50, 51
quinoa 22, 41, 51, 52, 60, 64, 152

rabanete 19, 52, 104
repolho 20, 49, 50, 52, 57, 68, 94, 95, 104, 122, 135,
    143, 149
resfriado 11, 48, 49, 53, 73, 80, 98, 99, 100, 117, 119
rhodiola 75
rim (alimento) 48, 49, 51, 52, 135
rinite 10, 31

rins 21, 62, 93, 117, 119
rúcula 166

sal 10, 35, 36, 77, 94, 112, 125, 129, 130, 141
saladas 40, 61, 65, 135, 145, 156, 165, 170
    de frutas 148, 163
salmão 25, 28, 48, 49, 60, 61, 66, 69, 95, 115, 119, 131, 133,
    135, 166, 172
salsa 21, 43, 49, 50, 76, 77, 95, 122, 135, 155
salsicha 65
sardinha 28, 49-52, 60, 69, 91, 95, 118, 119, 131, 134, 135, 158
sardinha europeia 28, 50
seiva de cardo-mariano 112
sementes 29, 37, 40, 41, 45, 53, 60, 67, 85, 93, 102, 115, 117,
    126, 129, 134, 135, 140, 141, 145
    de abóbora 24, 29, 40, 52, 60, 61, 68, 74, 79, 93, 95,
      101, 112, 119, 123, 131, 145, 157, 164
    de gergelim 24, 27, 29, 40, 43, 50, 51, 52, 61, 74, 76,
      79, 101, 112, 119, 133, 135, 145, 164, 167
    girassol 24, 27, 29, 40, 50, 51, 52, 60, 61, 76, 80,
      86, 95, 112, 115, 119, 123, 131, 145, 154, 164
    de linhaça 24, 40, 53, 69, 131
    de linho (linhaça) 29, 61, 131, 145
    de Psyllium 24
    de grãos germinados 61
sentimento de perda 89, 105
síndrome do intestino irritável 93-94
síndrome do ovário policístico 62, 67
soja 47, 68, 115
    creme de 151
    grãos de 23, 40, 48, 49, 61, 68, 76, 80, 101, 134, 141, 143-4,
      145
    leite de 53, 148
    produtos de 141, 143-4

tabagismo 9, 10, 44, 59, 65, 86, 89, 101, 102, 104, 117, 123,
    129, 130, 131, 132, 138-9, 140, 142, 144
tahine 135, 165, 166
tâmaras 16, 66, 67, 78, 104
tangerina 49
tangerina satsuma 104
tempeh 31, 43, 49, 53, 143, 145
tendinite 117-18
tensão pré-menstrual ver TPM
tofu 23, 40, 41, 50, 52, 53, 61, 64, 68, 94, 112, 119, 143, 152,
    155, 171
tomate 16, 33, 48, 52, 61, 65, 69, 74, 81, 95, 107, 112, 114,
    119, 144, 145, 149, 150, 156, 164
TPM 9, 49, 52, 53, 60, 66-7
trigo 22, 27, 30, 81, 91, 95, 114, 119
    sarraceno 21, 51, 52, 60, 61, 64, 67, 90, 112, 115, 133, 135
trombose 50, 123, 130-31
truta 52

úlceras 11, 31, 48, 76, 93, 94, 95
urtiga 21, 104
uva 61
uvas-passas 64, 68, 69

valeriana 75
vegetais marinhos 19, 27, 141
veias varicosas (varizes) 129-30
verduras 66
verduras e legumes 13, 27, 28, 34-7, 42, 50, 50, 53, 58, 61,
    63, 65, 85, 88, 90, 93, 94, 95, 101, 103, 107, 112, 115,
    119, 125, 129, 130, 132, 135, 142, 143, 146
    raízes de 64
    sopas de 88, 135
    sucos de 75, 77, 88, 95, 129, 132, 143, 145, 149
    verdes 43, 45, 48, 50, 60, 67, 69, 74, 76, 80, 91, 92, 93, 95,
      101, 102, 115, 118, 133, 134, 135, 140, 141
vieiras 49, 52, 118
vinho tinto 104, 124

agradecimentos

Imagens da capa: Chrysalis Images/Nicki Dowey, exceto pela fotografia central da frente, Chrysalis Images/Neil Mersh e Jo Henderson
Todas as outras imagens: Chrysalis Images/Neil Mersh e Jo Henderson, exceto pelas seguintes: Chrysalis Images/Nicki Dowey: 1, 2, 3, 41 (topo, à esquerda), 43 (centro, à esquerda), 43 (embaixo, à direita); Chrysalis Images/Sian Irvine: 41 (acima, à esquerda); Chrysalis Images/ David Johnson: 45; Chrysalis Images/Michael Wicks: 21 (3ª de baixo para cima), 41 (centro, à esquerda), 43 (topo, à esquerda), 43 (centro, à direita), 157 (topo, à esquerda); Digital Vision: 38, 44; fabfoodpix.com: 46; Stockbyte: 40, 41 (centro, à direita), 42, 43 (final, à esquerda)